Herbal 'Simples'
'Simplés' Hérbario

A Handbook on herbs used for Illnesses and diseases.
(Un Manual en hierbas usadas para las Enfermedades.)

By: Anna Marie Day C.H.

HERBAL 'SIMPLES'
'SIMPLÉS' HÉRBARIO

Disclaimer

This book is a reference work, not intended to diagnose, prescribe or treat any illness or disease. The information contained herein is in no way to be considered as a substitute for consultation with a qualified health-care professional, a herbal consultant or Herbalist.

El Negador

Este libro es un trabajo de la referencia, no pensado diagnosticar, prescribe o trate cualquier enfermedad o enfermedad. La información contenida aquí dentro está de ninguna manera a ser considerada como un suplente para la consultación con un professional del salud-cuidado calificado, o consultor hérbario.

First Edition 2011

Primero Edición 2011

Printed in the United State of America

Imprimido en el Estado Unido de América

ISBN-13:978-0615559520

Dedication

To my grandmother, Felicitas Castillo Calvillo, You always knew what 'Simple' herbal to use whenever I was sick. If it wasn't for you, my love of Herbals would never have grown and this book would never have been written. Thank you.

Felicitas Castillo Calvillo
July 24, 1918 ~ July 24, 1998

Love always your granddaughter,
Anna Marie Day

La Dedicación

A mi abuela, Felicitas Castillo Calvillo, siempré supo qué hiérbas 'Simplé' utilizar siempre estaba enfermo. Si no fuera por ti, mi amor de herbarios nunca hubiera crecido y este libro nunca habría sido escrito. Gracias.

Felicitas Castillo Calvillo
July 24, 1918 ~ July 24, 1998

La Siempre ame su nieta,
Anna Marie Day

Table of Contents

Borage (Borago officinalis)	67
Borraja/Rabo de alacran (Borago officinalis)	97
Buchu (Agathosma betulina)	67
Buchu (Agathosma betulina)	98
Buckthorn (Rhamnus frangula)	68
Fragula (Rhamnus frangula)	98
Burdock (Arctium lappa)	68
Bardana (Arctium lappa)	98
Cascara sagrada (Rhamnus pushiana)	69
Cascara sangrada (Rhamnus pushiana)	99
Cayenne (Capsicum frutescens/ Capsicum annuum)	69
Chilé/Pépo/Pimentón (Capsicum frutescens/ Capsicum annuum)	100
Chamomile (Anthemis nobilis/Matricaria recutita)	70
Manzanilla (Anthemis nobilis/Matricaria recutita)	100
Cherry bark/Wild Cherry Bark (Prunus serotina)	70
Cherry bark/Wild Cherry Bark (Prunus serotina)	101
Chickweed (Stellaria media)	70
Pamplina (Stellaria media)	101
Cinnamon (Cinnamomum zeylanicum/ Cinnamomum verum)	71
Canela (Cinnamomum zeylanicum/ Cinnamomum verum)	101
Cleavers (Galium aparine)	71
Galio (Galium aparine)	101
Cloves (Syzygium aromaticum/caryphyllus aronaticus)	71
Clavó de olor/Clavó (Syzygium aromaticum /caryphyllus aronaticus)	102

Juniper Berries (Juniperus communis)	80
Enebro (Juniperus communis)	111
Kelp (Focus Versiculosis)	80
Alga marina (Focus Versiculosis)	111
Lavender (Lavandula angustifolia/ Lavandula officinalis)	80
Lavanda (Lavandula angustifolia/ Lavandula officinalis)	111
Licorice (Glycyrrhiza glabra)	81
Orózus (Glycyrrhiza glabra)	112
Lobelia (Lobelia inflate)	81
Lobelia (Lobelia inflate)	113
Marigold/Calendula (Calendula officinalis)	82
Mariola/Calendula (Calendula officinalis)	113
Marshmallow (Altaea officinalis)	83
Malva (Altaea officinalis)	114
Meadowsweet (Filipendula ulmaria)	83
Meadowsweet (Filipendula ulmaria)	114
Milk thistle (Silybum marianum)	83
Milk thistle (Silybum marianum)	114
Motherwort (Leonurus cardiac)	83
Cardiaca (Leonurus cardiac)	114
Mugwort (Artemisia vulgaris)	83
Estafiata (Artemisia vulgaris)	114
Mullein (Verbascum Thapsus)	84
Verdasco (verbascum Thapsus)	115
Myrrh (Commiphora myrrha/Balsamodendron myrrh)	84
Mirra (Commiphora myrrha/Balsamodendron myrrh)	115
Nettle (Urtica dioica/Urtica urens)	84

Ortega (Urtica dioica/Urtica urens) — **115**

Oregon Grape root/Barberry (Berberis vulgaris) — **85**

Agracejo/Berberis (Berberis vulgaris) — **115**

Parsley (Petroselinum crispum/Petroselinum
sativum) — **84**

Perejil (Petroselinum crispum/Petroselinum
sativum) — **116**

Pasque Flower/Pulsatilla (Anemone
Pulsatilla/Pulsatilla vulgaris) — **85**

Pulsatilla (Anemone Pulsatilla/Pulsatilla
vulgaris) — **116**

Passion Flower (Passiflora incarnate/Passiflora
Spp.) — **86**

Pasionaria (Passiflora incarnate/Passiflora
Spp.) — **116**

Peppermint (Mentha piperita) — **86**

Menta (Mentha piperita) — **117**

Plantain (Plantago major/Plantago lanceolata) — **86**

Llanten (Plantago major/Plantago lanceolata) — **117**

Poke root/Poke (PhytolaccaAmericana/
Phytolacca decandra) — **86**

Phytolaca (PhytolaccaAmericana/Phytolacca
decandra) — **117**

Prickly Ash (Zanthoxylum americanum/
Xanthoxylum spp.) — **87**

Palo mulato (Zanthoxylum americanum/
Xanthoxylum spp.) — **117**

Psyllium (Plantago psyllium) — **86**

Zaragatona (Plantago psyllium) — **118**

Red Clover (Trifolium pretense) — **87**

Trebol morado (Trifolium pretense) — **118**

Olmo rojo (Ulmus Rubra/ Ulmus fulva)	121
Squaw Vine (Mitchella repens)	90
Squaw Vine (Mitchella repens)	121
St. John's Wort (Hypericum perforatum)	90
Hierba de San Juan (Hypericum perforatum)	121
Thuja (Thujopsis spp./Thuja Occidentalis)	91
Thuja (Thujopsis spp./Thuja Occidentalis)	122
Thyme (Thymus vulgaris)	92
Tomillo (Thymus vulgaris)	123
Uva Ursi (Arctostaphylos uva ursi)	91
Pinguica (Arctostaphylos uva ursi)	123
Valerian (Valeriana officinalis)	92
Valeriana (Valeriana officinalis)	123
Vervain (Verbena officinalis)	92
Verbena/Yerba bueno (Verbena officinalis)	124
Walnut/Black walnut (Juglans nigra/Juglans regia)	92
Nogal (Juglans nigra/Juglans regia)	124
Wild Lettuce (Lactuca Virosa/Lactuca Serriola)	93
Salvaje lechuga/Lactuca (Lactuca Virosa/Lactuca serriola)	124
Wild Yam (Dioscorea villosa)	93
Dioscorea (Dioscorea villosa)	124
White oak (Querus alba)	93
Encino (Querus alba)	125
White Willow (Salix alba/Salix purpurea/ Salix Fragilis)	93
Sauce Blanco blanco (Salix alba/Salix purpurea/ Salix Fragilis)	124
Wormwood (Artemisia absinthium)	93
Ajenjo (Artemisia absinthium)	125

Acknowledgement

I would like to acknowledge the people who encouraged me to keep going and finish this book especially in the last few months of working on it. If it hadn't been for your encouraging words and your belief that I could finish this book, I may have given up entirely and stopped trying to succeed.

Thanks to the belief you have in me that I was capable of finishing this endeavor. Your encouraging words and belief in me, kept me going when I thought I could not go on.

Many trials and tribulations came at me from all sides as I worked on this book and there were times I wanted to toss up my hands and say I give and stop but those encouraging words of 'You can do it girl." Or "I know u can do this." Or the best one I heard time and time again, "You got his girl, I know you do." There were times I couldn't work or sleep and I would text a friend and her encouraging words got me back on the path I needed to be on and if not for her I may have given up in those wee hours of the night when I needed those words to get me back on track. It is these people who may not be my family by blood but in Christ they are just a part of my family as my blood family is.

I want to thank my Mother, Christina Day, for being 'mom' in those moments you needed to be and my sister Dynise for being my big sis when it was needed. I wish to thank my 'Mobster family,' who believed so much in me when I lost my direction. So from the bottom of my heart, I wish to say: Thank you, Donna Steele who is my sister not by blood but by love.

Michael Steele, you always listening when I needed to be listened too.

Bobby Newill, you helped me by speaking to me about life and little things that helped keep my mind straight and for maintaining my alter egos. Veronica Strode, Whose late night texting gave a way for me to vent. Camella Lovett your undoubting belief in me had me strive to do right by all. And the rest of my Mobster Family who may have stood on the side lines but who understood me so well and allowed me do my 'thang'.

Micky Latiolais

Jason J. Shorkey

Robert Rogers

Jenni Altman, thank you all, your understanding and love that I needed to do this helped me so much.

I love all you guys, so from the bottom of my heart thank you.

Anna Marie Day C.H.

Reconocimento

Me gustaría reconocer a las personas que me animaron a seguir adelante y terminar este libro sobre todo en el último mes de trabajar en él. Si no hubiera sido por sus palabras alentadoras y su creencia de que pude terminar este libro, puedo han renunciado totalmente y dejó de intentar triunfar
Gracias a la creencia que tiene en mí yo era capaz de terminar este esfuerzo. Su fomento palabras y creer en mí, kepts me va cuando pensé que no podría seguir
Muchas pruebas y tribulaciones llegaron a me desde todos los lados como he trabajado en este libro y hubo momentos en que quería meter hasta mis manos y decir le doy y detener sino alentar a palabras de "puede hacerlo girl." O "I know u puede hacer esto". O el mejor escuché tiempo y otra vez, "tienes a su chica, sé que hacer."
Hubo veces que no podía trabajar o dormir y me haría a un amigo con texto y sus palabras alentadoras me puse atrás en el camino que necesitaba estar en y si no para ella permito han renunciado en las altas horas de la noche cuando necesitaba esas palabras que me de vuelta en la pista. Estas no personas sea mi familia de sangre pero en Cristo son sólo una parte de mi familia es mi familia de sangre.
 Quiero dar las gracias a mi madre, Christina Day, por ser 'mamá' en esos momentos tenían que ser y mi hermana Dynise por ser mi sis grande cuando era necesario.
Quiero dar las gracias a mi familia mafioso que belived tanto en mí cuando perdí mi dirección. Por lo que desde el fondo de mi corazón, quiero decir: gracias, Donna Steele, quien es mi hermana no por sangre, sino por amor. Michael Steele, siempre escuchando cuando necesitaba ser escuchado demasiado.
Bobby Newill, usted me ayudó por hablar a mi vida y pequeñas cosas que ayudaron a mantener mi mente recta y de mantener mis alter egos.
Veronica Strode, cuya textings de noche dio una manera para mí ventilar.
Camella Lovett su creencia undanting en mí me tenía trato de hacer bien por todos. Y el resto de mi familia mafioso que puede han destacado en las líneas laterales, pero que me ha entendido tan bien y me deja hacer mi 'thang'.
Micky Latiolais
Jason J. Shorkey
Robert Rogers
Jenni Altman, Gracias a todos, la comprensión y el amor que necesitaba para ello tanto me ayudaron.
Te amo todos chicos, así que desde el fondo de mi corazón gracias.

Anna Marie Day C.H.

Foreword

Simpling: An herbal healing method that uses one herb for illnesses and/or diseases. *Herbal Formulas* is using several herbs to treat an illness and/or disease.

Herbs have been use across the world for thousands of years, despite the advances of modern medicine; the world's population still depends upon herbal remedies to help and cure illnesses and diseases. In certain parts of the world, these remedies are prescribed by the village doctor, local shaman and in other places like China by Traditional Chinese Medical Doctors or in India by Ayurveda doctors.

These are centric-old formal traditions of skilled herbal healing which are still used today. Until the 1950s most of the medicines dispensed in drugstores consist of herbal remedies, or were derived from herbs, and in many parts of Europe they are still used. Which is not the case today in America and Canada.

In this day and age, life is very different. The majorities of Prescription and over-the-counter drugs are made in a lab by man and have so many adverse side effects that cause more harm than good. People have come to rely on these unnecessary powerful prescription drugs, and expect the quick 'Magic Pills' approach to healing. Illnesses and diseases are treated superficially and symptomatically. Once the patient feels better they stop using the drug and soon the illness or underlining illness will emerge. Infections and Viruses respond dramatically to antibiotics, but the illnesses are the result of our weakened constitutions and harsh lifestyle that no amount of antibiotics can provide a permanent solution.

What we lack in modern thinking of our health is the fact that we are responsible for our own well-being. Many ailments often stem from a poor diet, over worked, lack of exercise, and over extending ourselves. Modern Pharmaceuticals and over the counter drugs may offer rapid cures, but do they solve the problems we have brought upon ourselves.

The approach of herbal remedies isn't about alleviating the symptoms but is about how to help cure the whole body, mind and spirit.

In this book I suggest 'Simple' herbal remedies that may help you achieve a healthier and better herbal lifestyle. You may even choose to use several herbs together to create a formula to treat an illness and/or disease.

This is not intended as a definitive guide, but just some practical suggestions that you may adapt into your daily life.

Anna Marie Day C.H.
Certified Herbalist

El Prólogo

Simpling: Hierbas curativas método que utiliza una hierba para enfermedades o enfermedades. Las Fórmulas herbales está utilizando varias hierbas para tratar una enfermedad o enfermedades.

Hierbas han sido uso en todo el mundo durante miles de años, a pesar de los avances de la medicina moderna; la población mundial depende todavía de remedios herbales para ayudar y curar enfermedades y enfermedades. En ciertas partes del mundo, estos remedios son recetados por el médico del pueblo, shaman local y en otros lugares como China por doctores en medicina tradicional China o en India por médicos de la Ayurveda.

Se trata de tradiciones formales centrado en la edad de curación de hierbas capacitados que todavía se utilizan hoy en día. Hasta la década de 1950 la mayoría de los medicamentos que se dispensa en farmacias consisten en remedios herbales, o se deriva de hierbas y en muchas partes de Europa todavía se utilizan. Que no es el caso hoy en Estados Unidos y Canadá.

En esta época, la vida es muy diferente. Las mayorías de medicamentos con receta y sin receta se hacen en un laboratorio por el hombre y tienen tantos afectos adversos secundarios que causan más daño que bien. Personas han llegado a depender de estos medicamentos poderosos innecesarios y esperan que el enfoque de 'Píldora mágica' rápido curación. Enfermedades y enfermedades se tratan superficialmente y sintomáticamente. Una vez que el paciente se siente mejor dejarán de usar la droga y pronto surgirá la enfermedad o enfermedad de subrayado. Infecciones y virus dramáticamente responden a los antibióticos, pero las enfermedades son el resultado de nuestras constituciones debilitadas y duro estilo de vida que ninguna cantidad de antibióticos puede proporcionar una solución permanente.

Lo que nos falta en el pensamiento moderno de nuestra salud es el hecho de que somos responsables de nuestro propio bienestar. Muchas enfermedades a menudo se derivan de una mala dieta, trabajada, falta de ejercicio y otra extensión de nosotros mismos. Productos farmacéuticos modernos y over the counter drogas pueden ofrecer soluciones rápidas, pero que resuelven los problemas que hemos traído a nosotros mismos.

El enfoque de remedios hierba no es acerca de aliviar los síntomas pero es acerca de cómo ayudar a curar el cuerpo, la mente y el espíritu.

En este libro sugiero "Simplés" remedios hierba que pueden ayudarle a lograr un estilo de vida más saludable y mejor hierba. Incluso puede utilizar varias hierbas juntos para crear una fórmula para tratar una enfermedad o enfermedades.

Esto no pretende ser una guía definitiva, pero sólo algunas sugerencias prácticas que pueden adaptar en su vida diaria.

Anna Marie Day C.H.
Certificada Herbolario

Weights and Measures Chart

English Measures	Metric Equivalents
A few grains= less than 1/8 Teaspoon	1 Teaspoon powdered = 3 grams
60 drops = 1 Teaspoon	1 Teaspoon = 5 milliliters
1 Teaspoon = 1/3 tablespoon	1/3 tablespoon = 5 milliliters
1 tablespoon = 3 Teaspoons	1 tablespoon = 15 milliliters
2 tablespoons = 1 fluid ounce	1 pint = .528 liters
4 tablespoons = 1/4 cup or two fluid ounces	1 quart = 1.056 liters
16 tablespoons = 1 cup or 8 fluid ounces	1 grain = approx. .65 milligrams
1 cup or 8 fluid ounces = 240 ml	1 ounce = approx. 28 grams
1 pint or 2 cups = 480 ml	1 pound = approx. 454 grams

Dosage Guidelines

Age	Fractional Adult dosage
one year and under	from 1/10th to 1/75
2 to 6 years	1/3 to 1/10
6 to 12 years	1/3 to ½
12 to 15 years	½ to 2/3
15 years and up	full dose
over 70 and the Weak	½ dose

These guidelines apply to individuals of average weight, height and sensitivity. Dosage should be adjusted accordingly.

Tabla de pesos y medidas

Las Medidas de inglés	Los Equivalente métricos
Unos granos = menos de 1 1/8 cucharilla	1 maicena de la cucharilla = 3 gramos
60 gotas = 1 cucharilla	1 cucharilla = 5 mililitros
1 la cucharilla = 1/3 cuchara	1/3 cuchara = 5 mililitros
1 cuchara = 3 cucharillas	1 cuchara = 15 milliliters
2 cucharas = 1 onza fluida	1 pinta = .528 litros
4 cucharas = 1/4 taza o dos onzas fluidas	1 cuarto de galón = 1.056 litros
16 cucharas = 1 taza o 8 onzas fluidas	1 grano = aprox. .65 miligramos
1 taza o 8 onzas fluidas = 240 ml	1 onza = aprox. 28 gramos
1 pinta o 2 tazas = 480 ml	1 libra = aprox. 454 gramos

Dosis ferminino invariable

La edad	La dosificación Adulta fraccionaria
un año y bajo	de 1/10 a 1/75
2 a 6 años	1/3 a 1/10
6 a 12 años	1/3 a ½
12 a 15 años	½ a 2/3
15 años y a	la dosis llena
encima de 70 y el Débil	½ dosifican

Estas directrices se aplican a individuos de peso medio, altura y sensibilidad. Dosis deben ajustarse en consecuencia.

How to read the Chart.

Look under Illness or Disease and then move to the right, under herbals used you will find several herbs to use alone or in a combination to create a formula.

There may be direction on how to take the herbal. If it is not specified, make into Tea, Pills or Capsules. If it is a root it may be best if made into a Decoction and drank as a Tea. Some herbals have contradiction and can be found in section two. Please take note and take all precautions possible especially if pregnant.

Remember I recommend that the best way to sweeten a Tea or Decoction is with Honey, Raw sugar, or Stevia. Do not use Refined (white Table) Sugar. It can make the herbal harder to incorporate into your body to combat the illness or disease. Refined sugar has all the nutrients taken out and becomes difficult for your body to break it down to be used correctly and only adds calories and unwanted fat. Raw sugar is in its raw state so it has all of its nutrients and can be easily incorporate into your system.

Artificial sugars are manmade and your body can not incorporate it into your system it has no nutritional value, and I believe in time can become toxic to your system which may cause other illnesses or diseases. And in my opinion it would be useless to take any herbal to help with one disease while using a substance that will just create another illness later on down the road.

Cómo Utilizar el Grafico.

Busque en la enfermedad o enfermedades y, a continuación, mover a la derecha, bajo hierbas utilizadas encontrará varias hierbas para utilizar solos o en combinación para crear una fórmula.

Puede haber instrucciones sobre cómo tomar las hierbas. Si no se especifica, se convierten en té, pastillas o cápsulas. Si es una raíz quizás mejor si en Decocción y bebía como un té. Algunas hierbas tienen contradicción y pueden encontrarse en la sección dos. Por favor, tome nota y tomar todas las precauciones posibles, especialmente si están embarazadas.

Recuerde que recomiendo que es la mejor forma de endulzar un té o Decocción con miel, azúcar en bruto o Stevia. No use azúcar refinada (blanca tabla). Puede que las hierbas más difícil incorporar en su cuerpo para luchar contra la enfermedad o enfermedades. Azúcar refinado tiene todos los nutrientes que sacar y se hace difícil para su cuerpo romper a utilizar correctamente y sólo agrega calorías y grasa no deseado. Azúcar en bruto es en su estado bruto, por lo que tiene todos sus nutrientes y puede ser fácilmente incorporar en su sistema.

Azúcares artificiales son hechas por el hombre y su cuerpo no puede incorporarlo en su sistema no tiene ningún valor nutricional, y creo que en el tiempo puede ser tóxico para el sistema que puede causar otras enfermedades o enfermedades. Y en mi opinión sería inútil tomar cualquier hierbas para ayudar con una enfermedad mientras se utiliza una sustancia que sólo creará otra enfermedad más adelante en el camino.

Section ONE
Illness and Disease Chart

Hebals used for Disease and Illness Chart

Disease/ Illness Las enfermedades	Herbals used English Common Name	El Nombre común español
Acne, skin blemishes. El Acne, las Manchas superficiales.	Sassafras, Dandelion root, and/or Calendula Infusion applied to face with cotton ball daily. Rub garlic Cloves over blemish at night. Wash face in Cabbage water nightly, Calendula, Witch Hazel, Rose water and Tea tree oil astringent or lotion applied with cotton ball 2-3 times daily.	El Sasafrás, raíz de amargón, y/o Infusión de la Caléndula aplicaron para enfrentar diariamente con la pelota de algodón. Frote un clavo de olor de ajo por la noche encima de la mancha. Lave la cara de noche en el agua de la berza. Caléndula, el avellano de la Bruja, Rose el agua y aceite de árbol de té astringente o la loción aplicó diariamente con la pelota de algodón 2-3 veces.
Alcoholism El alcoholismo	Ground ivy	Hiedra terestre
Allergies Las alergias	Sage, Golden Rod	Saliva, Vara de oro/ Mariguilla
Allergies, with Tearing of the eyes. Las alergias, con rasgar de los ojos.	Eye bright	Eufrasia
Amebic dysentery La Disentería de Amebic	Ipecac, Jasmine, Brucea javanica, Golden Seal	Ipecac, Jasmine, Brucea, Hidrastis

Angina Pectoris La angina Pectoris	Hawthorn, Motherwort, and Linden Flower Infusion 3 times a day, San Qi Tincture 10 drops in water 3 times daily	El Majuelo, Motherwort, e Infusión de flor de tilo 3 veces por día, San Qi tiñen 10 gotas diariamente en el agua 3 veces
Aphrodisiac El Afrodisiaco	Schizandra berries Decoction 2-3 times daily for 3 weeks.	Schizandra da fruto la Decocción diariamente 2-3 veces por 3 semanas.
Aphrodisiac (Male) El Afrodisiaco (el Varón)	Fenugreek Seed, Damiana	Fenogreko, Damiana
Arthritis pain El Dolor de la artritis	Yucca, Prickly Ash bark, Devil's Claw 2 Capsules 3 times day, Comfrey oil or cream massaged into affected area, Cayenne Pepper cream, Black Cohosh, White Willow Bark	Yucca y Palo mulato y La Garra de Diablo 2 cápsulas 3 veces de tiempos, Consuelo Mayor/Sinfilo engrasan o la crema dio masaje a en el área afectado. Chile/Pepo/Pimentón la crema, Cohosh Negro, el ladrido del Sauce Blanco
Asthma El asma	Mullein and Eucaliptus leaves Tea (add Nettle to expel mucus), Wild Cherry Bark Tea, smoking one or two puffs of Jimson Weed or Mullein.	El zumilloVerbasco / Gordolobo y de las hojas de eucalipto Té (agregue las Ortiga para expeler la mucosidad), Té de ladrido de Cereza Salvaje, fumando un o dos bollos esponjados de Cizaña de Jimson, Zumillo/Verbasco / Gordolobo.

Athlete's foot	Calendula Tincture or calendula Infusion applied to the affected area 2-3 times daily. Thyme Infusion applied to affect area 2-3 times daily. Soak foot or feet in Cinnamon Infusion for 30 min. 2-3 times daily. (If there is fungus Add 1 cup of white vinegar to 1 gallon hot Infusion to kill Fungus.)	Tintura de la caléndula o Infusión de la caléndula aplicaron al área afectada diariamente 2-3 veces . La Infusión del Tomillo aplicó para afectar el área diariamente 2-3 veces. Pie del remojo o pies en la Infusión de la canela para 30 mins 2-3 veces diariamente. (If there is fungus add 1 cup of white vinegar to 1 gallon hot Infusion to fill fungus.)
Bed-wetting El enuresis	Agrimony, Bistort St. John's Wort Tincture or Infusion in juice or water 20 minutes before bed.	Agrimonia, Bistorta, Hierba de San Juan tiñen o Infusión en el jugo o aqua 20 minutos antes de la cama.
Bites, Stings and Slivers Las mordeduras, picaduras y rajas	Plantain (to draw out), Calendula ointment or iifusion,	Llanten (para sacar), Ungüento o Infusión de la caléndula
Bladder infection, bleeding and burning. La infección de la ampolla, sangrando y quemando	Marshmallow root with Uva Ursi, Kava Kava root, Buchu and Corn Silk Tea.	Malva y Pinguica/ Malva y Uva Ursi, Kava Kava, Buchu y té de seda de Maíz.
Bladder spasms Los espasmos de la ampolla	Uva Ursi, Buchu leaf	Pinguica/ Uva Ursi, Buchu

Blood-building and cleanser Sangre Construyendo y Limpiador	Yellow Dock root	Lengua de vaca
Blood weakness La Debilidad de sangre	Dang Gui, Yellow Dock, Donkey skin gelatin, Lovage	Dang Gui, Lengua de vaca,Donkey skin gelatin Lovage/ zazalipatli
Boils Los hervores	Poke root Applied externally, wash affected area several times a day and apply calendula ointment and bandage, and take a blood cleaner Tea. Calendula poultice, Tincture, ointment or cream applied 2-3 times daily. Garlic crushed and applied 2-3 times daily.	Phytolaca Aplicado externamente, lave el área afectada varios tiempos por día y aplique el Ungüento de la caléndula y vende, y tome el té del limpiador de una sangre. Calendula poultice, Tincture, ointment or cream applied 2-3 times daily. Garlic crushed and applied 2-3 times daily.
Breast feeding El amamantamiento	weak Dill Tea, weak Anise Tea, weak Fennel Tea, weak Catnip Tea	El té de Eneldo débil, el té del Anís débil, el té del Hinojo débil, el té del Nébeda/Nepeta débil.
Breast swollen	Dandelion fresh leaves 10-15 leaves daily, Dandelion Infusion drank 2-3 times daily. Dandelion Tincture 2-3 times daily.	El amargón/Diente de León fresco deja 10-15 hojas diariamente. La Infusión del amargón/Diente de León bebió 2-3 veces diariamente. La Tintura del amargón/Diente de León 2-3 veces diariamente.
Broken bones and torn cartilage	Comfrey root poultice and 2-3 Capsules 3 times a day	Consuelo Mayor/Sinfilo arraigan cataplasma y 2-3

Los Huesos rotos y Cartílago del colgajo	until mended, Teasel Capsules or Pills.	cápsulas 3 veces por día hasta remendó, Cápsula o Píldoras de Teasel.
Bronchial congestion La Congestión bronquial	Mullein Tea or smoke a Mullein cigarette no more than 8-10 puffs every four hours. Yerba Santa Tea, Comfrey leaf Tea, Eucalyptus leaf Tea. (Add Nettle to herbs to expel mucus.) Elder Infusion 3 times daily. Garlic fresh 3-5 Cloves daily. Thyme Infusion or Tincture 3 times daily.	Té de Verbasco/ Gordolobo o el cigarro de Verbasco/ Gordolobo fumado, Hierba Santa té, Consuelo Mayor/ Sinfilo echan hojas té, el té de hoja de Eucalipto. (agregue las Ortiga a las hierbas expeler la mucosidad.)
Bruise easily Machuque Fácilmente	Daisy petals externally and internally 2-3 times daily	Maya los pétalos externamente e internamente 2-3 veces diariamente
Burns Las Quemaduras	Calendula ointment or cream, Aloe Vera Fresh, Comfrey Ointment or Poultice several times a day.	El Ungüento de la caléndula, Savila la Caléndula, Áloe Vera Fresh, alcalde de Consuelsa / Ungüento de Sinfilo o Cataplasma varios tiempos por día.
Catarrh El Catarro	Cleavers, Buchu	Galio, Buchu

Circulatory Disorders Los Desórdenes Circulatorios	Prickly Ash bark Tincture, Cinnamon twigs, Linden and Hawthorn Infusion 2-3 times daily.	La Tintura de Palo mulato ladrido/de ceniza espinosa, ramitas de la canela, Infusión del Tilo e Majuelo 2-3 veces diariamente.
Circulation to the uterus and pelvis La circulación al útero y pelvis	Tansy, Dang Gui, Angelica root	Tanaceto, Dang Gui, la raíz de Angelica
Cold sores in mouth Las Heridas Frías en la Boca	Echinacea (applied locally)	Echinacea (aplicó localmente)
Colic El cólico	Thyme, Chamomile	Tomillo, Manzanilla
Colitis La Colitis	Slippery Elm	Olmo rojo
Colds and fevers Los Fríos y Fiebres	Lemon Balm, Spearmint, Elder flower, catnip Infusion to combat chills and congestion. Echinacea Tincture or Infusion added to fruit juice daily to boost Immune System and Combat infection.	la Infusión del Torongil e Hierba buena e Sauce Blanco/Mayor flor e nébeda/Nepeta para combatir fríos y congestión. Echinacea Tincture o la Infusión agregó para fructificar el jugo diariamente para empujar sistema inmunológico e infección del combate.
Congestion (not	Hyssop Infusion, Eucaliptus	La Infusión del

for babies under 3 months old) La Congestión (no para los bebés bajo 3 meses viejo)	and Mullein Tea,(add Nettle to Tea to expel mucus.)	hisopo/Isopo, El eucalipto y té de Mullein, (agregue las Ortiga a las té expeler la mucosidad.)
Constipation El Estreñimiento	Cascara sagrada, Rhubarb root, Senna, Licorice Tea or extract (10-20 drops) Buckthorn	Cascara sagrada, raíz de Ruibarbo, Hojasenn, té del Regaliz o extracto (10-20 gotas) Fragula
Corns on the feet, Warts Los Maices en los pies, verrugas	Buttercup patch or small Cayenne patch (applied locally)	Botón de oro o Chile/cucurbita/Pepo/Pimen tón pequeños remiendan (aplicó localmente)
Cough, Acute Tosa, agudo	Onion, Garlic, Cherry bark, Thyme, Licorice root	La cebolla, Ajo, Cereza, Tomillo, Orozus/Regaliz
Cough, chronic Tosa, crónico	Iceland Moss	Musgo icelandico
Depression La Depresión	Daisy, St. John's Wort and Wood Betony Infusion 3-4 times daily, Black Walnut and Honeysuckle flower.	Maya, Hierba de San Juan y la Betonia Infusión 3-4 veces de tiempos, Nogal y flor de la Madreselva
Diabetes La Diabetes	Devils Club, Cedar berry, Turmeric root	El Devils Club, la baya del Cedro, la raíz de Turmeric.
Diaper Rash	Bathe rash with Heartsease Infusion and apply Calendula ointment	Bañe el salpullido con la Infusión de Heartsease y aplique el Ungüento de la Caléndula.

Diarrhea La Diarrea	Blackberry root, Ginger Decoction if Nausea, Lemon Balm and Agrimony Tea if stress or food sensitive related.	La raíz de la Blackberry, Decocción de Jengibre/Gengibre si la Náusea, Torongil té de Agrimonia si Tensión o comida sensible relacionado.
Digestion, weak La digestión, débil	Gentian	Genciana
Diuretic and Urinary cleanser (see kidney) Diurético y Limpiador de urinaria (véase riñón)	Eat a few Watermelon seed, Or Puree fresh watermelon include the seeds and drink or freeze and then eat. Dandelion root, Dandelion Leaf, and cleavers Tea. Corn Silk Tea.	La Semilla de la sandía o La Raiz de la Diente de León y Hojas de la Deinte de leon y Galio Té. Espigas de Maiz/ Barbas de Elote
Dropsy La Hidropesía	Broom top	La escoba
Diverticulitis Diverticulitis	Wild Yam, Licorice and Marshmallow root Decoction 3 times a day, Chamomile Infusion daily (Inflammation) drink and apply to affected area.	Decocción el Dioscorea y El Regaliz/ Orozus y de raíz de Malvavisco/ Malva/Althea 3 veces por día, Infusión de la Manzanilla diariamente (la Inflamación)
Duodenal ulcer La Ulcera Duodenal	Comfrey root, Licorice root, Calamus root	Consuelo Mayor/Sinfilo, Calamo aromatico, Orozus

Ear infections Las Infecciones de la oreja	2 drops of Rue oil, 2 drops of Mullein oil, 2 drops of Garlic oil or 2 drops Echinacea Tincture in ear canal and Cover with a cotton ball. Echinacea Tincture or Infusion added to fruit juice daily to boost Immune System and Combat infection.	2 gotas de aceite de la Ruta, 2 gotas de aceite de Mullein, 2 gotas de aceite de Ajo o 2 gotas de Echinacea Tintura en el canal de la oreja y Cubren con una pelota de algodón. Echinacea tiñen o la Infusión agregó para fructificar el jugo diariamente para empujar sistema inmunológico e infección del combate.
Eczema El eccema	Pansy, Chickweed	Pansy/Viola, Pamplina
Energy (boost) La Energía (el empujón)	Astragalus root Tonic wine (adults only), Siberian Ginseng Capsules or Pills, Gan Cao tonic or chew small piece of root.	La raíz del astrágalo el vino Tónico (los adultos sólo), cápsula o Píldoras de Ginseng Siberiana , Gan Cao tónica o mastica pedazo pequeño de raíz.
Eye weakness, eyestrain Mire Debilidad, el eyestrain,	Lycii berry, Angelica, self heal Tincture or Infusion add to water bathe eyes, Chamomile Tea bags over eyes for 10 minutes, Ju Hua Infusion daily.	Lycii fruto, Angelica, el ego sana Tintura o Infusión agregue para regar bañe los ojos, el té de la Manzanilla empaqueta encima de los ojos durante 10 minutos, Ju Hua la Infusion diariamente.
Face pains Los Dolores de la cara	Raw Plantain juice (applied locally)	El jugo del Llanten/ Plátano crudo (aplicó localmente)
Flatulence	Wild Yam, Fennel seed Juniper Berries	Dioscorea, Hinojo, Enebro

La Flatulencia		
Gastritis La Gastritis	Cold Indian Tea, Slippery Elm Pills or Capsules, Slippery Elm powder in warm water every 3-4 hours while symptoms persist.	El té indio frío, Píldoras or Capsules del olmo rojo, polvo olmo rojo en el warm agua every 3-4 horas mientras los síntomas persisten.
Gall bladder obstruction and pain La obstrucción de La Vesícula y Dolor	Celandine, Fringe Tree Bark, Fumitory, and Vervain Tincture in warm water 3 times a day. Dandelion root, Wild Yam root and Barberry bark Decoction every 2-3 hours during symptoms.	Celindonia/ Celandine y Fringe Tree Bark y Fumitory y Vervain tiñe en el agua calurosa 3 veces por día. la raíz del Diente de León y raíz del Dioscorea y Barberryrozan la Decocción cada 2-3 horas durante los síntomas.
Glandular disorders Los Desórdenes Glandulares	Dried Poke root	Phytolaca/la raíz del Golpe secada
Graying of the hair Encaneciendo del pelo	Nettle, Sage, He Shou Wu (Polygonum multiflorum)	Ortiga, Savila, He Shou Wu (Polygonum multiflorum)
Hair lice Los piojos de pelo	Larkspur lotion (applied externally), For nits apply Tea tree oil to comb and comb through hair daily, Add 5 ml to 250 ml of Thyme and Tea Tree oil to shampoo.	La loción de la espuela/ Albarraz (aplicó externamente), Para las liendres aplique el aceite de árbol de té para peinarse y peinarse a través del periódico de pelo, Agregue 5 ml a 250 ml de Tomillo y aceite de Árbol de Té lavar.

Hair loss La Pérdida de pelo	Nettle	Ortiga
Headaches Los Dolores de cabeza	Rosemary, Feverfew, Chamomile Tea for tension headache, Lavender oil mixed in olive oil and massaged into temples and neck for tension headache.	Romero, Altamisa, El té de la Manzanilla para el Dolor De cabeza de Tensión, el aceite de la Lavanda mezcló en el aceite de la aceituna y dio masaje a en los templos y besa para el Dolor de cabeza de Tensión.
Heart strengthener El Refuerzo del Corazon	Hawthorn berry, Linden flowers (reduces Atherosclerosis, hardening of the arteries)	Tejocote/ Espino baya, El tilo florece (reduce el atherosclerosis, mientras endureciendo de las arterias)
Hernia La hernia	Comfrey, Yarrow, Shepherd's Purse	Consuelo Mayor/ Sinfilo, Millenrama, Bolsa de pastor
Hyperactivity (not for babies under 3 months) Hyperactivity (no para los bebés bajo 3 meses)	Evening Primrose oil 10-20 drops of oil on the tongue daily, Agrimony and Self heal Tea with Honey or with juice daily, Gotu Kola Infusion.	El accite de Evening Primrose 10-20 gotas de aceite en la Lengua de la diá, Agrimonia y Hierba San Lorenzo té with Honey o con jugo el diá, la Infusión de Gotu Kola .
Hypertension (high blood pressure) La hiperTensión (la presión de sangre alta)	Hawthorn flowers, Linden Flower, Ju Hua and Yarrow Infusion drink 2-3 times a day. Cramp Bark and Hawthorn berry Tincture 3 times a day, Garlic Capsules or Pills.	El Tejocote/ espino florece, el tilo florece, Ju Hua y Infusión de Yarrow drink 2-3 times a day. Viburno y la baya del Tejocote/Espino tiñe 3 veces por día. cápsulas o Píldoras de Ajo.

Hysteria La histeria	Passion Flower, Valerian root, Lady's Slipper	Pasionaria, Valeriana/ Raíz de Valeriana, Flor de Belin
Impetigo El Impétigo	Pansy, Chickweed	Viola, Pamplina
Impotence La Impotencia	Fenugreek seed, Schizandra berries Decoction 2-3 times daily for 3 weeks, Damiana.	la Decocción de Fenogreko y Schizandra da fruto diariamente 2-3 veces por 3 semanas. Damiana
Improve memory Mejore la memoria	Rosemary Infusion daily, Gingko Biloba and Wood Betony Infusion daily, Gingko Biloba 2 Capsules once daily.	El Infusión de romero Daily. Gingko Biloba y Betonia Infusión diariamente, Gingko Biloba 2 cápsulas una vez diariamente.
Incontinence La Incontinencia	Cypress oil 10 drops added to sweet almond oil or olive oil massage into lower abdomen 2-3 times daily, Horsetail Juice 2 times a day, Huang Qi, Dang Gui and Chi Shao Yao Decoction 3 times a day.	Aceite del ciprés que 10 gotas agregaron a aceite de la almendra diariamente o el aceite verde oliva masaje de en el más bajo abdomen 2-3 veces. Jugo de la Cola de caballo/ caricillo 2 veces por día, Huang Qi, Dang Gui y Chi Shao Yao la Decocción 3 veces por día.
Indigestion La Indigestión	Ginger Tea, Anise, Summer Savory, Orange peel, Juniper Berries, Fennel Infusion after meals. Chamomile Infusion after meals. Slippery Elm bark and Marshmallow Capsules (Heartburn), Ginger candy or crystallized ginger and	El té de Gengibre/ jengibre. el Anís, Ajedrilla, Orange peel, Enebro, la Infusión del hinojo después de las comidas. La Infusión de la Manzanilla después de las comidas. Ladrido del olmo rojo y Malvavisco/ Malva del cápsulas (la Acedía.

	peppermint Infusion.	dulce de Jengibre o jengibre cristalizado. Infusión de menta (té).
Infections and Inflammation Las Infecciones e inflamaciones	Echinacea, Echinacea Tincture or Infusion added to fruit juice daily to boost Immune System and Combat infection.	Echinacea, Echinacea tiñen o la Echinacea Infusión agregó para fructificar el jugo diariamente para empujar sistema inmunológico e infección del combate.
Influenza (Flu) La Influenza (la Gripe)	Echinacea, Elder flower, Linden flower, Echinacea Tincture or Infusion added to fruit juice daily to boost Immune System and Combat infection.	Echinacea, Sauce Blanco flor/Mayor flor, la flor del Tilo, Echinacea tiñen o la Infusión agregó para fructificar el jugo diariamente para empujar sistema inmunológico e infección del combate.
Insomnia El Insomnia	Passion Flower, Lady's Slipper, Hops	Pasionaria, Flor de Belin, Flor de Lupulo
Involuntary jerking El Dando tirones involuntario	Valerian Infusion or Tincture, Lobelia	Infusión de la valeriana o Valeriana Tiñen, Lobelia
Itching Teniendo Comezón	Chickweed	Pamplina
Irritability and/or Moodiness La Irritabilidad y/o Malhumor	Wood Betony Infusion, Red Chestnuts (worry), Beech and Impatiens, Slippery Elm (Inability to cope), Vervain and Holly.	La Infusión de Betony, los Alazanes Rojos (el cuidado), Haya e Impatiens, el Olmo rojo (la Incapacidad para cubrir), Vervain y Acebo.

Jaundice La Ictericia	Fringe Tree Bark, fresh lime in water, Dandelion root	El ladrido de Árbol de franja, la cal fresca en el agua.Diente de León
Kidney problems Los Problemas del Riñón	Couch Grass, Corn Silk, Parsley, Watermelon seed, Echinacea Tincture or Infusion added to fruit juice daily to boost Immune System and Combat infection.	Grama, Espigas de Maiz/ Barbas de Elote, Perejil/ Perejil, la Semilla de la Sandía,Echinacea tiñen o la Infusión agregó para fructificar el jugo diariamente para empujar sistema inmunológico e infección del combate.
Kidney stones Las Piedras del Riñón	Gravel Root, Hydrangea, Broom top	Ulmaria, Hortensia, La escoba.
Laxative, bulk El Laxante, el volume	Psyllium seed, Psyllium, Flax seed, Bran	Zaragatona, Lino Semilla/ Grano de Lino, Salvado
Liver cleanser El LimpiadorMás Vivo	Chaparral, Oregon Grape root, Dandelion root	Chaparral/Gobernadora, Agracejo/ La Oregón raíz, Diente de León
Liver, enlarged and tender El hígado, agrandó y enternece	Senna, Celandine, Oregon Grape root	Hojasenn, Celindonia/ Celandine, Agracejo/ La Oregón raíz
Loss of appetite La Pérdida de apetito	Calamus root, Ginger root, Angelica root	Calamus raiz, Gengibre/ Jengibre raiz, Angelica raiz

Lumbago (lower back pain)	Pine, Geranium and peppermint oils 5 drops each in a warm bath soak for 30 minutes to an hour, apply same oils to affected area after bath. Juniper Berries	El pino, Geranio y la menta engrasa 5 deja caer cada uno en un remojo del baño caluroso durante 30 minutos a una hora, aplique los mismos aceites al área afectado después del baño. Enebro.
El lumbago (más bajo atrás el Dolor)		
Male Aphrodisiac	Fenugreek Seed	Fenogreko
El Afrodisiaco masculino		
Mastitis	Dried Poke root	Phytolaca/la raíz del Golpe secada
Mastitis		
Menopausal Syndrome	Sage and Mugwort Tea (Night sweats) large cup nightly. Chaste Tree Berries Tincture in warm water every morning, He Shou Wu tonic daily. Black Cohosh	La salvia y té de Mugwort (Los Sudores Nocturnos) la taza grande. la Tintura de bayas de árbol Casta en el agua calurosa todas las mañanas. He Shou Wu tónico diariamente. Cohosh Negro
El Síndrome Menopáusico		
Menstrual cramps	Cramp Bark, Black Haw bark Tincture, Yarrow, Chamomile and Ginger Tea, Black Cohosh	Viburno, La Tintura de ladrido de Espino negra, Millenrama. Manzanilla y Gengibre/ Jengibre Té. Cohosh Negro
Los calambres menstruales		
Menstruation, Profuse bleeding	Amaranth, Chaste Tree Berries, White peony root, Donkey skin gelatin, Dang Gui, Teasel root (dry stir-fried).	Ataco, Las Bayas del Árbol Casta (Vitex Berry), La raíz de la peonía blanca, Asno la gelatina superficial, Dang Gui, Teasel arraigan (seco
La Menstruación, el sangrando		

Profuso		movimiento-frito).
Mental clarity, brain strength La claridad mental, la fuerza del cerebro	Gotu Kola, Lily of the Valley root	Gotu Kola, Lirio de Valle raiz/ Lirio del Valle raiz
Migraine headaches Los Dolores de cabeza de la migraña	Lavender, Lemon Balm/ Melissa, Rosemary	Lavanda/ Espiego/ Alhucema, Torongil/ Melisa, Romero
Morning sickness La enfermedad de la mañana	Peach tree bark	Durazno
Mother's milk, dry up La leche materna, seca hasta	Sage, Cranesbill	Salvia, Alquimilia
Mother's milk, enrich La leche de madre, enriquezca	Marshmallow root	raíz del La malvavisco/Malva/Althea
Mother's milk, increase La leche de madre, el aumento,	Blessed Thistle, Borage, Comfrey, Fennel	El Cardo bendito, Borraja, Consuelo Mayor/ Sinfilo, Hinojo
Muscles, strengthen	Almond milk	La leche de la almendra

Los Músculos, fortalezca		
Nausea La Náusea	Peach tree bark	Durazno
Nerve tonic La Tónica del Nervio	Scullcap, St. John's Wort	Esculetaria, Hierba de San Juan
Neurasthenia La Neurasthenia	Alfalfa, Gentian, Ginseng	Alfalfa, Genciana, Ginseng
Nosebleed sangrar por la nariz	Shepherd's Purse	Bolsa de pastor
Nutritive and soothing agent for the Stomach and intestines Agente nutritivo y calmante para el Estómago y los intestines	Slippery Elm, Ginger Tea, Crystalized Ginger/ Ginger Candy	Olmo rojo, El té de jengibre, Jengibre de Crystalized / el Dulce de Jengibre
Obesity La Obesidad	Chickweed and Nettle Tea (4 cups daily), Kelp	Pamplina y té de la Ortiga (4 tazas diariamente), Alga marina
Pain El Dolor	Chamomile (one ounce to one pint), Wild Yam root, Black Cohosh, Kava Kava	Manzanilla (una onza a una pinta), Dioscorea, Cohosh Negro, Kava Kava

Pancreas El Páncreas	Calamus	Calamo aromatico
Peptic Ulcers Las Úlceras Pépticas	Meadowsweet and Chamomile Infusion 4 times daily, Slippery Elm and San Qi Capsules 3 times daily.	Meadowsweet e Infusión de la Manzanilla 4 veces diario. olmo rojo y San Qi cápsulas 3 veces diariamente.
Pituitary gland, weak La Glándula Pituitaria, débil	Ginseng, Wild Cherry Bark	Ginseng, Cereza
PMS (Premenstrual Syndrome) PMS (Syndrome Premenstrual)	Dang Gui Decoction, Chaste Tree (Vitex Berry) Tincture every Morning, Evening Primrose Pills or Capsules, Black Cohosh.	Dang Gui Decocción, Las Bayas del Árbol Casta (Vitex Berry) la Tintura todas las Mañanas. Píldoras o cápsulas de Prímula de Tarde. Cohosh Negro.
Prevent colds Prevenge los frios	Echinacea, Echinacea Tincture or Infusion added to fruit juice daily to boost Immune System and Combat infection, Thyme, Astragalus	Echinacea, Echinacea tiñen o la Echinacea Infusión agregó fructificar el jugo diariamente para empujar sistema inmunológico e infección del combate. el Tomillo, el Astrágalo
Prostate Problems Los Problemas de la próstata	Saw Palmetto Tincture 3 times daily, Damiana and White Dead Nettle Infusion 2-3 times daily, Eat Saw Palmetto berries, Saw Palmetto Capsules or Pills. Parsley	Saw Palmetto tiñen 3 veces de tiempos. Damiana e de ortiga de Muerto blanca Infusión diariamente 2-3 veces. Coma Vio las bayas de Palmetto, Cápsulas o Píldoras de Palmetto. El Perejil

Prostate, enlarged La Próstata, Agrandó	Saw Palmetto berry	La baya de Saw Palmetto
Psoriasis El Psoriasis	Iris, Blue Flag root (one year old or older)	El lirio/Iris, la raíz de la Iris Azul (un año viejo o older)
Pyorrhea La Piorrea	Golden Seal, Myrrh, Cinnamon Mouth wash, Cypress tree Mouth wash.	Hidrastis, Mirra, El lavado deBoca de canela, El ciprés árbol boca lavado.
Rheumatic Aches and Pains Los Dolores Reumáticos y Dolores	Rosemary oil, lavender oil and thyme oil mixed with sweet almond or olive oil massaged into area. Devil's Claw Capsules 3 times daily. Meadowsweet, celery seed, Black cohosh, Angelica root and Bogbean Yinctures 5ml daily. White Willow Bark Tea or Capsules.	El aceite del romero y aceite de la lavanda y aceite del Tomillo mezclaron con almendra dulce o aceite de la aceituna dados masaje a en el área. Las Cápsulas de La Garra de Diablo/ Devil's Claw 3 veces diariamente. Meadowsweet y Semilla del apio y El Cohosh Negro/Hierba de la cinche y Los raiz de Angelica /atoco y el Bogbean tiñe 5ml diario. El ladrido del Sauce Blanco té or Capsules.
Sacrum pain (vertebrae connected to the Pelvis) Sacrum duelen (los vertebrae conectaron a la Pelvis)	St. John's Wort, Agrimony, Angelica, Teasel	Hierba de San Juan, Agrimonia, Angelica, Teasel
Skin cleanser	Burdock root Tea (or leaf,	Raiz de Bardana té (o hojas

El Limpiador Superficial	which is stronger) drink 3 cups per day. Blue Flag, Calendula, Witch Hazel, Rose water and Tea tree oil astringent or lotion applied with cotton ball 2 - 3 times daily.	que es más fuerte) Drink 3 cups per day. Iris azul y Caléndula y el abellano hamamelis y Rose el agua y Tea tree oil astringente o la loción aplicó con algodón pelota 2 - 3 veces diariamente.
Skin problems, obstinate

Los problemas superficiales, obstinado | Stillingia, Burdock root and/or seed | Stillingia/Pavil, Raiz de Bardana y/o Semilla de Bardana. |
| Smoking (to break habit)

Fumando (para romper el hábito) | Magnolia bark, Calamus root (chewed), Lobelia (smoked). | La magnolia/Flor de carazón, Raiz de Calamus (masticó), Lobelia (fumó). |
| Smoking (tobacco craving)

Fumando (tabaco que pide) | Bay leaf, Calamus root (chewed) | La hoja de la bahía/Laurel, Calamus arraigan/ Calamo aromatico (masticó) |
| Sore throat

La Garganta Dolar | Licorice root Tea, Sage Tea, Garlic Syrup, Echinacea Tincture or Infusion added to fruit juice daily to boost Immune System and Combat infection.Horehound Tea | El té de Raíz de Regaliz/Orozus, té Prudente/Salvia, el Jarabe de Ajo, Echinacea tiñen o la Infusión agregó para fructificar el jugo diariamente para empujar sistema inmunológico e infección del combate. Manrubio té |
| Spasms

Los espasmos | Lobelia, Valerian | Lobelia, Valeriana/ Raíz de Valeriana |

Spinal nerve tonic La Tónica del Nervio espinal	Scullcap, St. John's Wort	Esculetaria, Hierba de San Juan
Spleen, enlarged El Bazo, Agrandó	Dandelion, Poke root	Diente de León, Phytolaca
Sprains and achy muscles Los Esguinces y Musculos del achy	Rosemary oil, thyme oil, sage oil, and lavender oil mixed with olive oil and Massaged into area, Arnica cream, Arnica Capsules or Pills.	El aceite del romero, aceite del Tomillo, aceite prudente, y aceite de la lavanda mezclaron con el aceite de la aceituna y Dieron masaje a en el área, crema del Árnica, cápsulas o Píldoras del Árnica.
Stimulant El estimulante	Cayenne, Horseradish	Chile/ cucurbita/ Pepo/ Pimentón, Coclearia
Stomach heaviness, Ache, upset Digiera la pesadez, Duela, disgustado	Ginger Tea	Gengibre/ Jengibre té
Stress La Tensión	Rosemary Infusion and Gotu Kola Infusion mix together drink 2-3 times daily, Linden flower Infusion, Vervain Decoction, Chamomile Tea.	La Infusión del romero y Gotu la Kola Infusión mezcla juntos la bebida 2-3 veces diariamente, Infusión de flor de Tilo, la Decocción de Vervain, El té de la Manzanilla.
Styes	Burdock leaf	Burdock echan hojas

Tachycardia Rapid heart beat	Hawthorn, Chinese Red Sage root	Tejocote/ Espino, La raíz de la Salvia Roja china
Tapeworm	Pomegranate, Male Fern	Granada, Helcho macho
Teething (babies) Echando Los Dientes (los bebés)	Chamomile Infusion, Lemon Balm Infusion 3-6 times a day, apply Slippery Elm paste on gums.	La Infusión de la Manzanilla, Infusión de bálsamo de Limón 3-6 veces por día, aplique la pasta del olmo Resbaladiza en las encías.
Teeth, Gums and mouth diseases Los Dientes, encías y enfermedades de la boca	Cinnamon Mouth wash (Kills Bacteria), chaparral Mouth wash (Fights tooth decay), cypress tree Mouth wash (Kills gum diseases), Golden Seal Mouth wash (Antiseptic), (Combining several or all together will further aid in healthy teeth and gums.)	El lavado de boca de canela (las Bacterias de Muertes), los chaparral hablan con voz hueca el lavado (el caries de las Luchas), ciprés árbol boca lavado (Muertes encía enfermedades), los Golden Seal/Hidrastis hablan con voz hueca el lavado (Antiséptico), (Combinando varios o todo juntos ayudará más allá en Los Dientes saludables y encías.)
Thyroid gland, sluggish La glándula tiroidea, flojo,	Kelp, Bladderwrack	Alga marina, Fuco verigoso
Thyroid gland, enlarged La glándula tiroidea, agrandó	Dried Poke root	Phytolaca

Toothache Los Dolores de muelas	Echinacea root (internally and locally), Plantain leaf (chewed), Cayenne, Prickly Ash	Echinacea arraigan (internamente y localmente), hoja del Plátano/Llanten (masticó), Cayenne/Chile/ cucurbita/ Pepo/ pimentón, la Ceniza Espinosa/Palo mulato
Ulcerative Colitis La Colitis de Ulcerative	Chamomile and Agrimony Infusion 3-6 times a day, Slippery Elm Pills or Capsules 3 times a day, Licorice root stick (chew) 1-2 times a day.	La Manzanilla e Infusión de Agrimonia 3-6 veces por día, Píldoras del olmo resbaladizas o cápsulas 3 veces por día,de Raíz de Regaliz el palo (mystique) 1-2 veces por día.
Uric Acid Accumulation La Accumulation Acida Urica	Uva Ursi, Cleavers	Pinguica/ Uva ursi, Galio
Urinary cleanser el limpiador urinario	Watermelon seed, Horsetail, Gravel Root, Uva Ursi, Parsley root. (Add Marshmallow root to any one of these herbs to relieve Irritation.) Corn Silk, cleavers, dandelion leaf or root.	Semilla de la Sandía, La cola de caballo, la raíz de la Arena gruesa, Uva Ursi, la raíz de Perejil. (Agregue la raíz del Malvavisco a cualquier uno de estas hierbas relevar la Irritación.) Seda de maíz, partidores, hoja del amargón o raíz.
Urinary and Prostate Problems Urinario y Problemas de la Próstata	Parsley root or leaf, Horsetail, Gravel Root, Uva Ursi, (Add Marshmallow root to any one of these herbs to relieve Irritation.) Corn Silk, cleavers, dandelion leaf or root.	Raíz de perejil o echa hojas, Cola de caballo, la raíz de la Arena gruesa, Uva Ursi, (Agregue la raíz del Malvavisco a cualquier uno de estas hierbas relevar la Irritación.) Seda de maíz, partidores, hoja del amargón o raíz.

Urticaria	Nettle, Yellow Dock Tea or Syrup	Ortiga, lengua de la vaca té o jarabeté o jarabe.
Uterine tonic La tónica uterine	Dang Gui, Squaw Vine, Chaste Tree Berries.	Dang Gui, la Squaw vine, Las Bayas del Árbol Casta (Vitex Berry).
Vaccination side effects La vacunación los efectos laterales	Thuja (usually given homeopathically)	Thuja (normalmente dado el homeopathically)
Varicose Veins Las Venas Varicosas	Tormentil (Potentilla Erecta), Oak bark or Oak gall, Witch Hazel externally applied to area, Horse chestnut bark or fruit poultice applied externally to the veins, Wood Betony Decoction applied externally to varicose ulcers.	Tormentil (Potentilla Erecta), Ladrido del roble o bilis del roble, el avellano de la Bruja aplicó externamente al área, caballo que ladrido castaño o cataplasma de fruta aplicaron externamente a las venas, que la Decocción de betony de Madera aplicó externamente a las úlceras varicosas.
Veins, strengthen Las Venas, Fortalezca	Agrimony	Agrimonia
Virus infections Las Infecciones del Virus	Baptisia, Basil leaf, Echinacea Tincture or Infusion added to fruit juice daily to boost Immune System and Combat infection.	Baptisia, la hoja dela Albahaca/ Albacar, Echinacea tiñen o la Infusión agregó para fructificar el jugo diariamente para empujar sistema inmunológico e infección del combate.

Voice strengthener Exprese el Refuerzo	Calamus root, Licorice root	Calamo aromatico, Orozus
Water retention Riegue la retención	Uva Ursi, Cleavers, Corn Silk, Watermelon seed	Uva Ursi, Galio, Espigas de Maiz/ Barbas de Elote, Semilla de la Sandía
Worms, to expel Los Gusanos, expeller	American Wormwood, Wormseed	Ajenjo, Ambrosia

Section Two
Herbal Contradictions

Agrimony (Agramonia eupatoria)

Contraindication

1) This herb can cause photodermis from sensitisation of skin to ultra-violet light due to furanoCoumarins. Avoid during excessive periods of sunlight or while undergoing cosmetic or therapeutic ultraviolet light exposure.

2) There is speculation that this herb may lower blood sugar levels and therefore insulin dependent diabetics should be monitored.

Angelica (Angelica atropurpurea)

Contraindication

1) Do not use during Pregnancy or Lactation due to this herbs Emmenagogue and Genotóxico effects.

2) Avoid with Peptic Ulcers due to this herb stimulating Gastric acid secretions.

3) Avoid with Diabetes.

4) Avoid with kidney Inflammation and hot conditions.

5) This herb may cause photoDermatitis when undergoing ultraviolet light or solarium treatment due to the presence of furanoCoumarins. It may increase the risk of skin cancer.

6) Excessive doses may cause depression of the central nervous system.

7) Avoid regular and high doses of this herb with diabetics due to its high sugar content.

Arnica (Arnica Montana) (external use only)

Contraindication

1) Arnica may cause contact Dermatitis due to sesquiterpene or irritant volatile oil when used on sensitive or broken skin.

2) Prolonged use may lead to allergic reactions due to the presence of the sesquiterpenes (helenalin).

3) Do not use this herb internally due to its toxic effects on the liver and Kidney.

4) Do not use during Pregnancy.

Astragalus (Astragalus membranaceus)

Contraindication

1) This herb may cause bloating and/or loose stools.

2) Do not use this herb during acute phases where a fever exists, otherwise the pathogen can be pacified with undesirable effects.

Barberry (Berberis vulgaris)

Contraindication

1) Do not use this herb during Pregnancy, due to the uterine stimulant action from the alkaloids. The increase in bile flow caused by this herb may drastically affect the fetus.

2) This herb is toxic in overdose. Symptoms include Nausea, Vomiting, abdominal pains, lowered blood pressure and renal Irritation.

3) This herb may cause Nosebleed or Irritation in rare cases.

4) Conflicting trial suggests that there may or may not be an interaction with tetracycline antibacterial drugs reducing their efficiency due to this herb's berberine constituent.

5) Do not use this herb with gallstones, as the increase in bile flow is too powerful.

Black Cohosh (Cimicifuga racemosa)

Contraindication

1) Do not use this herb during Pregnancy, due to its Emmenagogue effect. However it may be used to speed an unusually slow stage of labour.

2) Do not use this herb for nursing mothers, due to its potential toxicity in large doses.

3) This herb is toxic in large doses; symptoms include Nausea, Vomiting, visual and nervous disturbances, and lowered heart rate.

4) This herb may cause gastric discomfort.

5) Generally do not use this herb long term on its own, as it has some toxic compounds, which prevent oestrogen binding, and several other jobs, (it prevents the D-activation of oestrogen).

Please note that herbal practitioners are advised that they should avoid giving this herb to patients with a previous history of liver disease.

In the event of an adverse reaction, go to the hospital emergency room and seek medical attention at once.

Some of the common symptoms of liver disorders include- jaundice (yellowing of the skin or whites of eyes), dark urine, unusual tiredness and/or weakness, abdominal pain and / or loss of appetite.'

Blessed Thistle (Cnicus Benedictus/Centaurea Benedicta)

Contraindication

1) This herb may cause an allergic reaction.

2) Avoid use of this herb where there is acute kidney Inflammation.

3) Avoid use of this herb where there is high Gastric acidity.

4) Large doses of this herb may cause Vomiting and Nosebleed.

5) Do not use this herb during Pregnancy due to its uterine stimulant properties.

Borage (Borago officinalis)

Contraindication

1).Do not use this herb during Pregnancy or Lactation.

2) This herb should be used for no longer than 10 days at a time, due to the pyrrolizidine content.

3) Do not use this herb with children due to the pyrrolizine alkaloid content.

(Because of the presence of pyrrolizidine alkaloids, this herb was regarded harmless, is considered hazardous now. The herb is suggested to be strongly hepatoxic and potentially Carcinogenic in humans, due to the production of tumours in experimental animals.

Pyrrolizidine alkaloid containing herbs are so insidious, because they do not usually cause any adverse reactions during their initial or even prolonged use, and when such reactions do occur it may be long after treatment has ceased. Then it is often too late, because irreversible liver damage has been caused.

It is known that small amounts of Pyrrolizidine alkaloids, can accumulate in the body during prolonged use, and then exert long-term toxic effects. Such toxic alkaloids accumulate gradually and then attack the liver, causing veno-occlusive disease of that organ: that is irreversible liver disease due to venous thromboses, finally causing Cirrhosis.

To summarize, don't use in Pregnancy or Lactation. Limit dose to only six weeks of the year and as part of a formula –Borage being 1:12 (one part out of twelve others).

Buchu (Barosma bletulina)

Contraindication

1) Continuous use may cause slight kidney Inflammation. Do not use as single Tincture.

2) The energetic of this herb suggests that it should not be used in cases of excess heat or acute inflammatory conditions.

3) The glycoside, diosmin and essential oil components of this herb suggest that it may lead to mucosal Irritation.

4) Do not use this herb during Pregnancy due to the stimulant properties of pulegone, which may also cause mucousal Irritation.

5) The use of this herb combined with prescribed Diuretic is to be avoided, as it may potentiate the effects of the medication and lead to possible cardiovascular side effects.

Buckthorn (Rhamnus frangula)

Contraindication

1) Do not use where there is Intestinal obstruction, due to the increased peristalsis from the anthraquinones.

2) Do not use during Pregnancy due to anthroquinones, which may stimulate uterine contractions, and have mutagenic Genotóxico properties.

3) Do not use with nursing mothers, as the anthroquinones may be partly excrete via the milk, with both laxative and Genotóxico effects.

4) Avoid with Intestinal inflammatory diseases due to the possible Irritation of the mucosa.

5) Do not use with children under the age of 12 due to the loss of water and electrolytes.

6) Do not use for more that 10 days due to the loss of water and electrolytes.

7) Avoid where there is abdominal pain of unknown origin which may rupture due to increased peristalsis.

8) Extended use of this herb alongside cardio glycosides may potentiate their action with possible serum loss.

9) Extended use of this herb alongside the use of thiazide Diuretic, corticosteroids or licorice root may induce potassium deficiency.

Burdock (Arctium lappa)

Contraindication

1) Excess internal use of this herb should be avoided during Pregnancy, due to its oxytoxic effect) and its possible Uterine stimulant.

2) This herb may interact with insulin and dosage should be monitored.

3) Burdock is not generally used as a single Tincture, due to its strong detoxifying effects. Preferably it should be combined with a Diuretic, traditionally Dandelion, being 1 part Burdock to 2 or 3 parts Dandelion.

Cascara sagrada (Rhamnus purschiana)

Contraindication

1) Avoid with cases of Intestinal inflammatory diseases (Appendicitis, Colitis, irritable bowel, Intestinal ulcers, ulcerative Colitis, Crohn's disease) due to the effects of the anthroquinone cascarosides which are known to further irritate and inflame these conditions.

2) Do not use this herb during Pregnancy due to the uterine stimulant action, and to the mutagenic and Genotóxico anthraquinones.

3) Do not use during Lactation due to the secretion of the anthraquinones via milk with potentially Genotóxico components.

4) Avoid use during menstruation due to the possible stimulation of endometrial activity.

5) Avoid where there is Diarrhea due to the increased hydration of the stools due to cascarosides.

6) Do not use with weak or debilitated people due to the loss of water and electrolytes.

7) Do not use with children under the age of 12 due to loss of water and electrolytes.

8) Avoid with pain of unknown origin due to the possibility of rupturing inflamed viscous (appendix) caused by increased peristalsis.

9) Do not use this herb where there is Intestinal obstruction and stenosis atony or abdominal pain of unknown origin.

10) Do not use for more that 10 days due to loss of electrolytes and because of possible damage to the Intestinal muscle.

11) Ensure that source is from aged bark as recent bark less than 1 year old contains anthrones which may cause Gastrointestinal upset.

12) Overuse of this herb may lead to potassium loss causing increased toxicity of cardio glycosides.

13) Care should be taken when combining with this herb any oral medication, due to the decrease in transit time within the bowels reducing the rate of absorption.

14) Avoid with Diuretic, which may aggravate potassium loss.

Cayenne (Capsicum anum)

Contraindication

1) In cases of asthma this herb should be restricted, due to its bronchial striction with initial exposure episodes may be aggravated by single use.

2) Avoid external use where there is broken skin and near to the eyes, due to its irritant properties.

3) Avoid where there is known hypersensitive skin due to a possible allergic reaction when applied externally.

4) Avoid with Stomach ulcers/Inflammation due to the increase in Gastric acid production, which may cause mucosal exfoliation and Hemorrhage. Note: This advice conflicts with traditional use and emphirical understanding of this herb, where it has been used to stem internal bleeding and to protect mucous membranes.

5) Avoid with chronic irritable bowel due to this herbs irritant and Intestinal contracting properties.

6) Avoid when using Theophylline as the absorption rate is increased when administered before or with capsicum fruit.

7) Avoid with Hexobarbital as this increases sleeping time and plasma concentration when used with extract of capsicum.

8) Avoid with ACE inhibitors, which may predispose coughing when capsicum cream is applied.

9) Caution is advised with the use of preparations of this herb during Pregnancy, and low doses should be considered.

Chamomile (Anthemis nobilis) (German/Roman)

Contraindication

1) The whole plant (NOT THE FLOWERS) should be avoided during early Pregnancy due to its Emmenagogue effects.

2) Infusion of the flowers may cause Irritation when used as an Eye washes.

3) There have been rare cases reported of allergic hypersensitivity to the flowers.

4) Sensitive individuals may display rhinitis symptoms.

5) There have been rare cases of Anaphylactic shock with the use of this herb and therefore caution should be shown when using this herb for the first time, especially with infants and children.

Cherry bark/Wild Cherry Bark (Prunus serotina)

Contraindication

1) Within Chinese Herbalism it is recommended that this herb be avoided where there is Stomach or Intestinal cold disorders.

Chickweed (Stellaria media)

Contraindication

1) Old reports suggest that this herb may cause temporary paralysis when used in excessive doses. This may be due to nitrate toxicity due to environmental factors - harvesting from polluted fields. Otherwise this herb is regarded as harmless.

Cinnamon (Cinnamomum zeylanicum/Cinnamomum verum))

Contraindication

1) Avoid during Pregnancy due to this herb's Emmenagogue effects.
It is safe to cook with.

2) Avoid with nursing mothers as this herb may cause allergic hypersensitivity due to its Cinnamon content.

3) Avoid with Stomach and Intestinal ulcers due to its Stomachic effect.

4) Prolonged use of this herb may cause tissue Irritation due to potential toxicity.

5) Gastro-Intestinal Irritation may result, where large amounts of the pure essential oil are ingested, causing violent Vomiting and possible kidney Irritation.

This herb is harmless when used in low doses as with cooking and Teas.

Cleavers (Galium aparine)

Contraindication

1) Avoid combining with Diuretic medications, as this herb may potentiate the effects of these drugs and lead to possible cardiovascular side effects.

2) Due to the fact that this herb is a strong diuretic, there is some thought that it should not be used with Diabetes as it may over stimulate the adrenals and inhibit the action of insulin.

NOTE: When fresh the iridoid glycosides within this herb are highest, giving the best use of its anti-bacterial qualities.

Cloves (Caryophyllus aronaticus/Caryphyllus aronaticus)

Contraindication

1) Cloves essential oil is highly toxic when ingested in large doses. When used locally to relieve Toothache, the oil can cause serious gum Irritation and even gum disease if used excessively, as it can irritate and inflame already unhealthy areas. Because of the phenolic nature of eugenol, (the main component), the oil should always be used in diluted preparations. Great caution should be exercised when the pure oil is used with small children. If the oil is used externally, always use with a base carrier.

Coltsfoot (Tussilago farfara)

1) Because of the presence of pyrrolizidine alkaloids, this herb which was regarded as harmless is now considered hazardous. The herb is suggested to be strongly hepatoxic and potentially Carcinogenic in humans, this has been concluded due to the production of tumours in experimental animals.

Pyrrolizidine alkaloid containing herbs are so insidious, because they do not usually cause any adverse reactions during their initial or even prolonged use, and when such reactions do occur it may be long after treatment has ceased. Then it is often too late, because irreversible liver damage has been caused. It is known that small amounts of Pyrrolizidine alkaloids, formerly overlooked in Comfrey and Coltsfoot, can accumulate in the body during prolonged use, and then exert long-term toxic effects. Such toxic alkaloids accumulate gradually and then attack the liver causing veno-occlusive disease of that organ: that is irreversible liver disease due to venous thromboses, finally causing Cirrhosis.

To summarize then, do not use in Pregnancy or Lactation. Limit dose to only six weeks of the year and as part of a whole formula - Coltsfoot being 1:12 (one part out of twelve others).

Comfrey (Symphytum officinalis)

Contraindication

1) Comfrey root was banned for internal use in 1992 due to pyrrolizidine alkaloids - see also Coltsfoot. Comfrey has a greater amount of pyrrolizidine alkaloids, therefore any usage is forbidden internally except for the leaf for very occasional use as one part in twelve of an herbal formula.

Cranesbill (Gerianium carolinianum/Geranium Maculaten gerniaceae)

Contraindication

1) Avoid use where there is a pre-disposition towards thrombosis as this herb aids blood coagulation.

2) Avoid with nursing mothers as this herb has a tendency towards drying up milk.

Damiana (Turnera afrodisiaca/Turnera diffusa)

Contraindication

1) It should be noted that excessive doses may over stimulate and cause Irritation of the genito-urinary tract.

Dandelion (Taraxicum dens-leonis/taraxacum officinale)

1) Avoid in cases of acute Stomach Inflammation or irritable bowel, due to this herb's Stomachic effects of stimulating Gastric acid.

2) Avoid in cases of digestive weakness where this herb may cause Dyspepsia, Flatulence, pain and Diarrhea.

3) Avoid use of this herb where there is obstruction or Biliary Inflammation, due to this herb's cholagogue effects.

4) Avoid where there are known gallstones or gall bladder Inflammation, due to this herb's cholagogue effects. However the fresh root of this herb has been traditionally used to treat gallstones.

5) This herb may cause an allergic reaction on contact with the sap or root.

6) Combined use with Diuretic may potentiate their action, and result in cardiac side effects, due to enhanced sodium excretion. Loop Diuretic, Thiazide Diuretic, Triamterene, Spinonolactone.

7) This herb may produce allergic contact Dermatitis due to the sequiterpene content.

Devil's Claw (Harpagophytum procumbens)

Contraindication

1) Avoid with Stomach Inflammation and ulcers, due to bitter iridoid substances, which stimulate Stomach acid secretions.

2) Avoid with gallstones due to choleretic effects of this herb.

3) Avoid combining this herb with Warfarin or other similar anti-coagulants as research shows one person experienced purpura (bleeding under the skin) when combined. Further research is required.
4) Do not combine this herb with Ticlopidine or other platelet inhibiting drugs, due to the risk of purpura.

5) Due to protective qualities against arrhythmias, interaction with arrhythmic drugs should be considered.

6) Caution is advised where there is any imbalance in blood sugar due to this herbs hypoglycemic action which may interfere with insulin levels

Dong Quai (Angelica sinensis)

Contraindication

1) Avoid use during Pregnancy due to arbortifacient effects.

2) Avoid with low spleen health or with weak constitutions, due to the safrole content of this herb, which may be potentially Carcinogenic.

3) Avoid where there is excessive menstrual flow, or Hemorrhage (fibroids with Hemorrhage)as this herb increases circulation to the womb and therefore menstrual output. It can be useful, however, to regulate excessive blood flow or bleeding fibroids. Use common sense.

4) Avoid with Ticlopidine and Warfarin as research suggests purpura may occur (bleeding under the skin).

5) Although no studies are available with this herb, its Coumarin content suggests it may interact with Heparin and other anticoagulant medication. Therefore until further research has been done it is best to avoid combining these.

Echinacea (Brauneria angustifolia/Echinacea purpurea)

Contraindication

1) Do not use with progressive conditions (Multiple Sclerosis) due to stimulation of Fibroblasts.

2) There has been some confusion over the use of this herb with progressive systemic or auto-immune disorders such as lupus, collagenosist and related disorders, due to non-specific stimulation of immune response, however more recent research suggests this not to be the case. Experience has shown that considered low doses can have beneficial results in such cases.

3) Do not use for more than 10 days with a 10 day break before re-use. Use during acute phase only and then use tonic herbs, should the condition still be acute.

4) Very occasionally an allergic reaction may occur where there is a tendency towards allergies.

5) Rare allergic reactions have occurred when this herb has been combined with fruit juice, therefore it is suggested that this herb is not combined with fruit juices.

6) Do not combine this herb with any chemotherapy treatment, as there is some research suggesting that this herb may counteract some aspects of chemotherapy.

7) Where it is necessary to deal with infections during Pregnancy and Lactation low to moderate doses may be used.

Elder Berry (Sambucus Canadensis/Sambucus nigra)

Contraindication

1) Avoid use of the bark during Pregnancy as this may cause fluid depletion and energy deficiency.

Eucaliptus (Eucaliptus globules)

Contraindication

1) Essential oil is safe in small doses but not in children. Over 3ml can cause severe Poisoning, burning of throat, Stomach and muscular weakness, Convulsions and death.

2) Infusion of the leaf may exacerbate some asthmatic conditions.

3) Essential oil of this herb may also exacerbate some asthmatic conditions.

4) Essential oil within nasal drops may inhibit the ciliary movement and cause elipoid pneumonia. Use only once any Inflammation has died down.

5) Avoid where there is low blood pressure, due to the hypertensive effects in large doses of the leaves

6) Avoid where there is Stomach/Intestinal or Biliary Inflammation, as this herb may cause Irritation of the mucosa due to the volatile constituents of the leaf.

7) Avoid where there is acute or chronic liver disorders as this herb exhibits choleretic effects.

8) This herb may increase the rate of absorption of some drugs, i.e. pentobarbital, aminopyrine and amphetamine, thereby reducing their period of effectiveness.

9) Avoid combining with herbs containing pyrrolizidine alkaloids as it is thought that this herb will increase the toxicity of these herbs.

10) There have been rare cases of Eucaliptus preparations causing Nausea, Vomiting and/or diarrhea.

11) Bartram suggests this herb should not be used with Golden Seal "with which it is antagonistic".

Fennel (Feoniculum officinalis/Foeniculum vulgare)

Contraindication

1) Do not use during Pregnancy due to this herb's Emmenagogue affect, especially the essential oil.

2) Do not use the essential oil for infants and children, as this is potentially toxic.

3) The essential oil of this herb is toxic in large doses and even as little as 1ml internally has caused Poisoning. Symptoms include gastro-Intestinal Irritation, Vomiting and diarrhea, seizures and pulmonary edema, Hallucinations and respiratory disorders.

4) The herb and oil of this herb may cause allergic reactions causing Dermatitis or lung reactions.

Fenugreek (Trigonela foenum graecum)

Contraindication

1) Avoid excessive doses during Pregnancy due to this herb's Emmenagogue and Arbortifacient effects.

2) When combined this herb may reduce the absorption rate of some oral drugs.

3) Any dose of insulin may require adjusting due to the lowering of blood sugar activity due to the alkaloid trigonelline.

4) Do not combine this herb with Glipizide, Heparin or Ticlopidine due to the lowering of blood sugar.

5) Repeated external applications of this herb may result in skin reactions.

6) Do not use with Warfarin, as this herb increases the activity of Warfarin.

Feverfew (Tanacetum Parthenium/Chrysanthemum parthenium)

Contraindication

1) Do not use during Pregnancy due to this herb's uterine stimulant effect.

2) Long term use may cause mouth ulcers and gastric disorders.

3) Fresh leaves may cause mouth ulcers in some people.

4) Do not combine this herb with Warfarin and other blood thinning medication as it may affect clotting rates.

Flax seed (Linum usitatissimum)

Contraindication

1) The immature seeds from plants growing in sub-tropical regions are toxic.

2) Inadequate fluid intake when taking this herb may result in alimentary obstruction.

3) Avoid use of this herb during early Pregnancy due to its Emmenagogue effects.

4) Do not use this herb where there is bowel obstruction.

5) Due to the mucilaginous content of this herb, the absorption of any other drugs may be negatively affected, dose may need to be heightened or effects observed.

Garlic (Allium sativum)

Contraindication

Safe in it's raw form.

Oil

Highly concentrated oil may irritate mucous membranes, avoid with acute/chronic Stomach Inflammation.

Avoid excessive doses of the oil during Pregnancy due to uterine stimulant action.

Avoid with low thyroid as high levels of purified constituents used regularly, may cause a reduction in iodine uptake by the thyroid.

Insulin dosages may require adjusting, due to the hypoglycemic effects of garlic.

Do not use the essential oil with infants or children. Infant fatalities have been reported.

The anticoagulant effects of Warfarin are enhanced, due to increased fibrin(ogen)olytic activity and diminished platelet aggregation caused by allicin, ajoene, trisulfides and aclenosine.

There is a suggestion that high concentrates of this herb may result in an increase in the tendency towards bleeding and therefore should not be combined with Ticlopidine (a platelet inhibiting drug) as, in theory it could potentiate the action of this medication. Therefore avoid standardized extracts or more than 1 Cloves of garlic daily.

Caution advised after surgical operations

Ginger (Zingiber officinalis)

Contraindication

1) Avoid large amounts of this herb during Pregnancy due to its Emmenagogue

effects. However, small amounts e.g. 1 cup daily of fresh ginger tea is advisable during Pregnancy for Nausea, but the dried herb is contra-indicated (according to ancient Chinese texts).

2) Avoid with gallstones due to this herbs cholagogue effects.

3) Larger doses of this herb may cause Irritation of the mucous membranes of the Stomach.

4) Due to this herb's Emmenagogue effect, it may promote menstruation out of cycle.

5) Caution is advised with some acute bowel disorders.

6) Avoid use of this herb with any skin disease, as it appears to irritate this condition further.

7) Avoid use of this herb in 'hot' conditions, especially of the liver and Stomach.

8) The use of this herb is thought to increase the absorption rate of some oral drugs.

9) Research has shown that this herb reduces platelet stickiness in test tubes and therefore caution should be used with people taking anti-coagulants such as Ticlopidine, Heparin and Warfarin.

Golden Seal (Hydrastis canadense)

Contraindication

1) Avoid use of this herb during Pregnancy, due to the Uterine stimulant actions of the alkaloids berberine and hydrastine, it may also elevate Blood Pressure.

2) Where there is ear discharge do not use this herb, as it may rupture the eardrum.

3) There are conflicting studies regarding the use of this herb, with doxycycline e-tetracycline like anti-biotic. Some studies show that Golden Seal reduces their efficiency, whilst others suggest this not to be the case.

4) Long term use of this herb should be avoided as it may reduce Vitamin B absorption and reduce Intestinal bacteria. It may also elevate blood pressure and cause weakness and in severe cases Hallucinations.

5) Large doses of this herb may cause symptoms of vomiting and Diarrhea, a slow pulse rate and paralysis of the respiratory system.

6) Avoid strong extracts when using topically as this may cause ulceration of the skin.

NOTE: This herb has been on the overharvested list in the past. Commercial production seems to have rectified this, but other alternatives of use on occasions include Turmeric and Berberis

Gotu Kola (Hydrocotyle asiatica)

Contraindication

1) Overdose of this herb may cause headaches, vertigo, hypoglycemia and coma.

2) Avoid excessive internal use of this herb during early Pregnancy due to its Emmenagogue effects.

3) This herb may cause photosensitivity.

4) Do not use this herb where there is hypertension, cardiovascular disorders and/or Peptic Ulcers.

5) This herb is known to increase coagulation time, therefore do not use where there is internal bleeding, or combine with the use of Warfarin or Heparin.

6) Research has shown that this herb may reduce female fertility due to its asiaticoside and thunkieniside constituents.

7) Do not use this herb where there is epilepsy.

Gravel Root (Eupatorium purpureum)

Contraindication

1) Prolonged internal use of this herb should be avoided due to the hepatoxic effects of its pyrrolizidine content.

2) Do not use during Pregnancy due to this herb's arbortifacient effects, and the pyrrolizine content.

3) Do not use for nursing mothers due to the hepatoxic effects of this herb.

4) Do not use this herb where there is liver disease due to hepatoxic effects of the alkaloids.

5) Avoid combining this herb with Diuretic medication, as this herb may potentiate the effects leading to cardiovascular side effects.

NOTE: Combine this herb with Marshmallow for its stone protective and supportive effects.

Hawthorn (Crataegus spp.)

Contraindication

1) Do not use with low blood pressure.

2) Do not use this herb in combination with cardio tonics such as digitalis, convallaria majalis, Adonis veralis, as it has been shown to enhance the activity of these medications.

3) Do not combine this herb with cardiac glycosides such as digitoxin and digoxin, as this herb is known to enhance their activity due to hawthorn's polymeric procyanidins. However, it is also reported that the use of hawthorn reduces the toxicity of these cardia glycosides, by its coronary vasodilating and

anti-arrhythmic effects.

4) Do not use this herb with beta blockers as it has the potential of increasing blood pressure.

Hops (Humulos lupulos)

Contraindication

1) Do not use this herb where there is depression due to its sedative effects.

2) It has been shown that excessive doses or prolonged use of this herb may endue dizziness, intoxication and reduce concentration.

3) Do not use flowers/strobilus, which are older than 6 months, due to their hallucinogenic effects.

4) Do not combine this herb with Pentobarbital or other sedative medication, as extracts from this herb increase sleeping time.

Horehound (Marrubium vulgare)

Contraindication

1) Do not use this herb during Pregnancy due to its Emmenagogue and arbortifacient effects.

2) Do not use this herb with cold deficient kidney conditions.

Horseradish (Cochlearia amoracia)

Contraindication

1) Do not use this herb where there is Stomach/Intestinal ulcers due to its stimulant effect on the mucosa.

2) Do not use this herb where there is kidney Inflammation due to its strong Diuretic effect.

3) Do not use with children under the age of 5 years, as this herb may cause Intestinal disturbances.

4) Do not use this herb during Pregnancy as large amounts may be arbortifacient.

5) Do not use excessive doses of this herb as it may depress thyroid function and irritate the Kidney.

6) Do not use this herb in excess heat conditions.

7) This herb may cause Diarrhea or Night sweats in sensitive people.

8) This herb may cause allergic reactions if used externally in sensitive people.

Hydrangea (Hydrangea aborescens)

Contraindication

1) Overdose of this herb may cause vertigo and respiratory congestion.

2) Do not use this herb long term.

3) Do not use this herb during Pregnancy or Lactation.

Juniper Berries (Juniperus communis)

Contraindication

1) Do not use this herb in large doses or regularly where there is kidney Inflammation/infection, due to the presence of volatile oils including pinene.

2) Do not use this herb during Pregnancy due to the Emmenagogue and arbortifacient effects of the volatile oils.

3) Do not use this herb for longer than 4 weeks at a time due to the potential for renal damage.

4) Do not combine this herb with Diuretic medication as it may potentiate the effects of these drugs and leading to cardiovascular side effects.

Kelp (Focus Versiculosis)

Contraindication

1) Over use in some people of this herb may lead to goiter and hyperthyroidism due to substantial amounts of iodine salts.

2) Avoid this herb where hypothyroidism already exists.

3) Avoid use of this herb where there is weak, cold digestion.

4) Avoid this herb during Pregnancy.

5) Be aware that there may be possible contamination with this herb due to polluted seas.

Lavender (Lavandula vera/Lavandula angustifolia/Lavandula officinalis)

Contraindication

1) Avoid excessive internal use of this herb during Pregnancy due to its Emmenagogue effect.

2) Avoid internal consumption of pure essential oil as large amounts may cause renal Irritation and damage, Vomiting, Diarrhea and Convulsions.

3) Be aware that in some sensitive individuals the essential oil of this herb may cause Dermatitis, although Lavender essential oil is generally considered to be the only safe essential oil to use neat on the skin.

5) Avoid use of this oil in individuals who suffer from gastro-Intestinal

Inflammation, peptic ulcer or liver disease, as there may be Irritation of the mucous membranes.

Licorice (Glycyrrhiza galabra)

Contraindication

1) Avoid prolonged usage or high doses of this herb which may result in edema and facial swelling, due to potassium loss and sodium retention.

2) Do not combine this herb with high blood pressure or heart problems due to the sodium/potassium balance.

3) Do not use this herb where there is kidney insufficiency/edema or osteoporosis due to sodium/potassium balance.

4) Avoid use of this herb during Pregnancy due to the Emmenagogue effect.

5) Do not use this herb with liver Cirrhosis or chronic hepatitis due to its choleretic effects. E. Although some success is claimed in treating chronic hepatitis B with glycyrrhizin.

6) Do not use this herb with ex-alcoholics due to the seemingly greater sensitivity to licorice's adverse effects, especially myopathy due to potassium loss.

7) Avoid use of this herb with overweight persons, due to the higher risk of hypertension, diabetic and cardiovascular problems.

8) Avoid use of this herb with diabetics, since insulin treated diabetics appear to be pre-disposed to hypokalemia and sodium retention.

9) Do not combine this herb with cardiac glycosides, as this herb may potentiate their toxicity.

10) Do not combine this herb with the use of a laxative medication, due to the increased loss of potassium.

11) Similarly do not combine this herb with Diuretic, which also increase the loss of sodium.

12) Do not combine this herb with corticoid treatment, as this herb is known to potentiate the corticoid effect through the component aglycone glycyrrhehnic acid, including its antibody lowering effect.

13) Do not combine this herb with topically applied hydrocortisone treatment since the component aglycone glycyrrhehnic acid potentiates the local effects.

14) Do not combine this herb with Digoxin, as licorice lowers potassium levels thereby increasing the toxicity of Digoxin.

Lobelia (Lobelia inflate)

Contraindication

1) Do not use this herb with shock or paralysis, due to the blocking effect on

postganglionic receptor by the alkaloid lobeline. This information is at odds with first hand use and experience of over 100 years. As practitioners we need to judge, listen and think. But personal experience of 20 years of use for shock, and finding it excellent and safe prompts continued use.

2) Do not use this herb where there is chronic heart disease, such as enlarged heart or fatty heart, fluid around the heart with valvular incompetence, cardiac sinus arrhythmia or bundle branch block, due to the interference of the hearts rhythm and the coronary vasoconstriction resulting from the release of vasopressin induced by lobeline. (These results are from research work carried out on rats).

3) Avoid use of this herb where there is pneumonia or fluid around the lungs due to lobeline, which may cause hyperpnea and the respiratory stimulant effect being followed by a decrease in lung ventilation (These results are from research carried out on pigs and rabbits).

4) Avoid this herb where there is high blood pressure due to the possible systemic increase of blood pressure (research carried out on dogs and cats) and the release of vasopressin induced by the component lobeline (research in rats,) though blood pressure was reduced by lobeline in herbivore (research on guinea pigs and rabbits).

5) Do not use this herb in large doses, or where there is low vitality or with children or the elderly as an emetic, due to its potentially toxic effect through its alkaloid, lobeline.

6) do not use this herb during Pregnancy due to its possible toxic potential. It may also relax the uterine and perineal musculature.

7) Do not use this herb where there is tobacco sensitivity, due to the similarity of lobeline to nicotine in binding to cerebral receptor sites in the (results of research carried out on rats).

Marigold (Calendula officinalis)

Contraindication

1) Do not use this herb in early Pregnancy due to its Emmenagogue and arbortifacient effects.

2) Do not combine this herb with hexobarbital as the saponoside components of this herb are known to increase sleeping time. (results of research in rats, cats and guinea pigs).

3) Avoid use of this herb with Glaucoma as it may increase pressure within the eye.

4) It has been suggested that this herb may alter the structure of cell membranes in the body, leading to hemolysis (destruction of red blood cells) with subsequent harmful effects.

5) There have been no adverse effects within Western medical literature, however the Russian Federation reported one case of anaphylactic shock when

gargling with this herb. Any reaction is more likely where there has been a previous allergic reaction to herbal preparations.

Marshmallow (Altaea officinalis)

Contraindication

1) Notice must be taken that the absorption rate of oral medications when combined with this herb may be delayed.

Meadowsweet (Filipendula ulmaria)

Contraindication

1) Avoid use of this herb where there is an allergic sensitivity to salicylates.

2) Avoid using this herb long term where there is constipation.

3) High doses of this herb may cause Nausea and Vomiting caused by Irritation.

Milk thistle (Silybum marianum)

Contraindication

1) This herb may induce a mild laxative effect.

Motherwort (Leonurus cardiac)

Contraindication

1) Avoid this herb in early Pregnancy due to its Emmenagogue effects. Also due to the uterine stimulant effects of its constituents stachydrine and leonurine.

2) Overdose of this herb may cause drowsiness and impaired concentration.

Mugwort (Artemisia vulgaris)

Contraindication

1) Do not use this herb during Pregnancy, due to its Emmenagogue and arbortifacient effects and the uterine stimulant action of its constituents.

2) Do not use this herb while Breast feeding, due to the transfer of its toxic constituents through the mother's milk.

3) Avoid long-term use of this herb due to a buildup of its toxic constituents.

4) Do not use this herb where there is Intestinal Inflammation or Appendicitis.

Mullein (Verbascum Thapsus)

Contraindication

1) There is some thought that mullein should not be used with any cancer patients due to its lymph moving capabilities.

Myrrh (Commiphora myrrha/Balsamodendron myrrh)

Contraindication

1) Do not use this herb internally where there is acute internal Inflammation, as large doses may cause gastric burning.

2) Do not use this herb where there is any fever, as this herb augments the heat of the body.

3) Do not use this herb during Pregnancy, due to its Emmenagogue and arbortifacient effects

4) Do not use this herb where there is uterine bleeding, due to this herb's Emmenagogue effect.

5) External applications on skin may cause transient burning sensation due to alcohol content.

Nettle (Urtica dioica/Urtica urens)

Contraindication

1) Excessive internal use of this herb should be used with caution during Pregnancy due to its uterine stimulant properties.

2) Do not combine this herb with diclofenac due to it's enhances anti-inflammatory effects.

Oregon Grape root/Barberry (Mahonia aquifolium/Berberis vulgaris)

Contraindication

1) Do not use this herb where there is known inflammatory or infectious conditions of the alimentary tract, due to the increase in gastric mucosal and gall bladder secretions.

2) Do not use this herb with hyperthyroid conditions.

3) Do not use this herb during Pregnancy.

4) There are conflicting reports concerning this herb and its berberine constituent, which suggests there may or may not be interference with the absorption of tetracycline anti-biotic drugs.

Parsley (Petroselinum crispum/Petroselinum sativum)

Contraindication

1) Do not use the root of this herb during Pregnancy due to its Emmenagogue and arbortifacient effects.

2) Do not use this herb with kidney Inflammation, due to the essential oil, which may cause epithelial Irritation.

3) There have been occasional reports of this herb resulting in skin or mucous membrane reactions.

Pasque Flower (Anemone pulsatilla/Pulsatilla vilgaris)

Contraindication

1) Do not use this herb during Pregnancy, due to its Emmenagogue and Uterine stimulant actions.

2) Do not use this herb with nursing mothers, due to gastro-Intestinal irritant effects.

3) Do not exceed stated dose as at over-dose level, the irritant constituents of this herb depletes the nervous system.

4) The fresh herb may cause inflammatory conditions due to its irritant constituents.

5) Do not use this herb where there is Gastrointestinal Inflammation or infection, due to its irritant constituents.

Passion Flower (Passiflora incarnate/Passiflora spp.)

Contraindication

1) Do not use this herb during Pregnancy due to the Uterine stimulant action of its alkaloids and the presence of cyanogenic glycosides.

2) Do not combine this herb with hexobarbital medication, as the components of this herb increase the sleeping time induced by the medication.

3) Do not combine this herb with pentobarbital, as the constituents of this herb are known to potentiate its action.

Peppermint (Mentha peperita)

Contraindication

1) Do not use this herb in early Pregnancy due to its Emmenagogue effects.

2) Do not use this herb with gallstones due to its choleretic activity.

3) Do not use this herb with hiatal hernia due to the relaxing effects of this herb on the lower esophageal sphincter.

4) Do not use the essential oil of this herb on young children, as there is a potential risk of spasm of the tongue and respiratory arrest.

5) Preparations which include the essential oil of this herb should not be used in cases of obstructed bile ducts, gallbladder Inflammation or severe liver damage.

6) Preparations which include the essential oil of this herb should not be used on the face.

7) Do not combine this herb with cisapride - Gastrointestinal stimulant, as it may decrease pressure in lower esophageal sphincter and make the reflux worse.

8) Do not combine this herb with Cisapride - a Gastrointestinal stimulant, as it may increase reflux action.

Plantain (Plantago major/Plantago lanceolata)

Contraindication

NOTE: If using with oil (or ointment) the allantoin content is not soluble. Water provides the allantoin content.

This herb only contains its antibacterial properties when fresh. When dry, acubin glycosides are no longer stable. However allantoin (cell proliferant) and mucilaginous content etc. is stable after drying.

Poke root (Phytolacca Americana/Phytolacca decandra)

Contradictions

1.) Avoid using Poke root during Pregnancy because it can cause fetal abnormalities. All parts of the fresh plant is poisonous. Avoid giving Poke root to Children and the elderly. Use only pokeroot that has been dried and aged for 2 years or longer.

Prickly Ash (Zanthoxylum americanum/Xanthoxylum spp.)

Contraindication

1) Do not use this herb with Stomach/Intestinal ulcers or Inflammation due to the stimulating effects of the Gastrointestinal mucosal secretion.

2) Do not use this herb during Pregnancy due to its Emmenagogue effects.

3) Do not use this herb with nursing mothers due to possible Irritation to the infant's Stomach.

4) Do not combine this herb with anti-coagulant medicines, as this herb may interfere with the blood clotting processes.

5) Do not combine this herb with heated conditions due to this herb's energetic.

Psyllium (Plantago psyllum)

Contraindication

1) Do not use this herb where there is esophageal stenosis, abnormal Intestinal narrowing or bowel obstruction, and due to bulk forming effect which may cause or further complicate impaction.

2) In cases of insulin controlled Diabetes dosage may require alteration with use of this herb.

3) There may be reduced absorption of all oral drugs when combined with this herb.

4) There have been rare cases of allergic reactions known with this herb.

Red Clover (Trifolium pratens)

Contraindication

1) Do not use this herb during Pregnancy.

2) Many have suggested that we should not use this herb with estrogen driven cancers (gynecological), but phyto-estrogens stimulate Beta receptors (selective estrogen modulators) and help cancer protection and don't over stimulate tissue. In fact they offer protection, whereas other estrogens stimulate and bind with 'A' Beta receptors. It is suggested that during the early stages of cancer the use of red Clovesr supports the Immune System blocking the growth of cancer cells. However during the advanced stages of estrogen driven cancers it is advisable to use low doses only.

3) Do not combine this herb with Heparin or Warfarin due to the Coumarin content, which may increase risk of bleeding.

Rehmannia (Rehmannia glutinosa/Radix rehmanniae)

Contraindication

1) Do not use this herb with either Diarrhea or anorexia, due to the irritant effect of its constituents on the Gastrointestinal tract.

2) Do not use this herb during Pregnancy.

3) Do not use this herb where there are deficient damp conditions of the spleen or deficient energy.

Rosemary (Rosemarinus officinalis)

Contraindication

1) Do not use this herb during Pregnancy, due to its Emmenagogue and arbortifacient effects.

2) Do not use the essential oil internally with small children.

3) Avoid hot baths where there are open wounds, skin lesions, feverish conditions or acute Inflammation, severe Circulatory Disorders or hypertension.

Sage (Salvia officinalis)

Contraindication

1) Do not use this herb during Pregnancy due to the volatile oil thujone, which has Emmenagogue and arbortifacient effects.

2) Do not use this herb during Lactation as it reduces milk production.

3) Do not use this herb long term, as it may induce epileptiform cramps.

4) Do not combine this herb with Warfarin and other anticoagulant medication, due to its Coumarin-like content which may cause bleeding, although no specific studies have been carried out on this herb.

5) Caution should be shown while using this herb due to its thujone content.

Sarsaparilla (Smilax aristolochiifolia/Smilax officinalis)

Contraindication

1) Do not use this herb where there are kidney disorders, due to the presence of Sterodial saponins which may irritate.

2) This herb may lead to gastric Irritation and/or temporary kidney impairment.

3) This herb may interfere with hypnotic medication.

Saw Palmetto (Serenoa repens/sabal serrulata/Serenoa serrulata)

Contraindication

1) Avoid the use of this herb where there are spleen problems.

2) This herb may cause loose stools.

3) Occasional reports suggest that this herb may induce Stomach problems.

4) Avoid use of this herb during Pregnancy, as the berries are known to act upon the endocrine and reproductive systems.

5) There is a small risk of systemic allergic reaction or anaphylactic shock with this herb, which is more likely in people who have already shown allergic reactions to other plant extracts and herbal remedies. In such cases the berries may cause a reaction when handled.

Schisandra (Schisandra chinensis/Schisandra arisanensis/Schisandra sphenanthera/Schisandra rubriflora)

Contraindication

1) There have been occasional reports that this herb may suppress the appetite, cause Stomach upsets and urticaria.

Senna (Cassia senna/Cassia acutifolia/Cassia angustifolia)

Contraindication

1) Long term use of this herb may cause lower bowel problems and red coloration of urine.

2) Avoid use of this herb where there is spastic constipation, Colitis or

hemorrhoids.

3) Do not use this herb during Pregnancy or while breast feeding, due to insufficient toxicological investigation.

4) Long term use of this herb may be habit forming.

5) Do not use this herb where there is Intestinal obstruction or acute Intestinal Inflammation of unknown origin.

6) Do not use this herb for children under the age of 12 years.

7) Chronic use or abuse of this herb may potentiate cardiac glycosides and have an effect on anti-arrhythmic medication.

8) Do not combine this herb with Thiazide Diuretic, corticoadrenal steroids or licorice root as this may exacerbate potassium loss.

Siberian Ginseng (Eleutherococcus senticosus)

Contraindication

1) It has been suggested that cautions should be shown using this herb where there is high blood pressure, tachycardia, extraststole, hypertonicity, high arterial blood pressure or insomnia due to a possible increase of adrenaline. However empirical use has shown no adverse reactions with this herb in such cases.

2) Do not combine this herb with hexobarbital, as it is known to increase the effects by an inhibition of its metabolic breakdown.

3) Insulin controlled diabetics may require insulin dosage to be adjusted when combined with this herb.

4) There has been a single reported case where dangerously high serum digoxin levels were shown, although no symptoms where shown and laboratory analysis indicated no digoxin-like compounds. This suggests an interaction with Siberian ginseng and laboratory testing giving falsely elevated readings, rather than actually increasing digoxin levels.

5) Do not combine this herb with Warfarin, Heparin or Ticlopidine as reports suggest that this herb may interfere with bleeding, therefore there is a risk of potentiating these medications.

Skull cap/Scullcap (Sculletaria lateriflora)

Contraindication

1) Excessive doses of this herb may cause giddiness, irregular heart beat and twitching of the limbs.

2) Avoid this herb where there is heart disease.

Slippery Elm (Ulmus Rubra/Ulmus fulva)

Contraindication

1) When combined with oral medication there will be a reduced absorption rate and reduced serum nutrient levels.

Squaw Vine (Mitchella repens)

Contraindication

1) Do not use this herb during the first and second trimester of Pregnancy, especially where there is a past history of miscarriage.

St. John's Wort (Hypericon perforatum)

Contraindication

1) Do not use this herb during Pregnancy due to its Emmenagogue and arbortifacient effects.

2) Do not combine use of this herb with therapeutic ultraviolet light or solarium therapy, as the hypericin content increases photosensitivity to UVA.

3) Do not use this herb for severe depression or combine it with any anti-depressant medication.

4) Do not use this herb with monoamine oxidase inhibitors (MAO inhibitors) as they may be potentiated.

5) Do not combine this herb with alcohol or resperine, as an extract from this herb is known to enhance the sleeping time from narcotic effects of alcohol and antagonise the effects of resperpine.

6) Do not use this herb where there is chronic liver or kidney disease, as these organs appear unable to detoxify a build-up of hypericin.

7) Do not use this herb during Pregnancy or while breast feeding.

8) Do not combine this herb with amino acid supplements.

9) Do not use this herb where there is estrogen driven cancer of the reproductive system.

10) Do not combine this herb with ANY prescribed or self administered medication, as this herb has the potential to alter the rate at which many drugs are metabolized.

11) Do not combine this herb with the herb Yohimbe , which also contains Monoamine oxidase.

12) The MPA (Medicine Products Agency - the pharmaceutical regulator) has issued new warnings regarding St. John's wort EXTRACT noting that it is known to counteract the effect of certain drugs, including hormone-based contraceptives, HIV medicines, and blood thickening drugs, and cyclosporine, a drug used to prevent rejection of organ transplants. Swedish health experts said that the herbal extract contained a substance called hyperfourin, which made the liver work more efficiently, helping it break down the pharmaceutical chemicals.

13) Do not combine this herb with any medication to control epilepsy.

14) Do not combine this herb with the asthma medication Theophylline.

15) Do not combine this herb with migraine control medication.

16) Do not combine this herb with Warfarin or Heparin.

17) Do not combine this herb with any treatment for HIV

18) The BHMA recommends the following wording on all permanent labels of St. John's wort products.

'Before taking this product please check with your Doctor or Pharmacist if you are taking any priscribed medicines, as St. John's Wort may affect the way they work.'

Thuja (Thujopsis spp./Thuja occidentalis)

Contraindication

1) Do not use this herb during Pregnancy due to its arbortifacient effects.

2) Do not exceed dosage, as this herb is toxic if overused.

3) Do not use this herb where there is liver or kidney impairment.

4) This herb is not for long-term use, due to the thujone.

Thyme (Thymus vulgaris)

Contraindication

1) Do not use this herb during Pregnancy due to its Emmenagogue effects.

2) Avoid the use of this herb with liver or kidney disease.

3) The essential oil of this herb is highly toxic when ingested; even 1ml can cause severe Poisoning.

Uva Ursi (Arctostaphylos uva ursi)

Contraindication

1) Do not use this herb during Pregnancy or while breast feeding, due to its oxytoxic action.

2) Prolonged use of this herb should be avoided, especially in children, as it may cause liver impairment due to the inhibition of B-lymphocyte cell maturation.

3) Do not use this herb with kidney disorders, due to the possible excretion of it tannin metabolites.

4) Do not use this herb where there is digestive Irritation, since excessive use may lead to Stomach distress due to the tannin content of this herb.

5) The use of urinary acidifiers inhibits the conversion or arbutin which may make uva ursi less effective.

6) Do not use this herb with children under 12 years of age.

7) This herb has been known to cause Nausea and Vomiting.

8) This herb may interfere with the absorption of Atropine and Codeine due to tannin content.

9) This herb may interfere with the absorption of Ephedrine and Pseudoephedrine.

10) Do not combine this herb with Diuretic including, Spironolactone, Hydrochlorothiazide, Thiazide Diuretic and Triamterene.

11) Do not combine this herb with Aminophylline, (broncodilator for asthma) as it may interfere with absorption.

Valerian (Valeriana officinalis)

Contraindication

1) This herb is not for long term use due to the accumulation of toxins resulting in headaches, excitability and insomnia. Use for no longer that 2 weeks before a break.

2) Do not use this herb with sleeping Pills as this herb increases potency.

3) Excessive use of this herb can cause paralysis and heart problems and possibly create a mild dependency.

Vervain Verbena (Verbena officinalis)

Contraindication

1) Do not use this herb during Pregnancy.

Walnut/Black walnut (Juglans nigra/Juglans regia))

Contraindication

1) Avoid prolonged use of this herb due to its juglone constituent which is known to be mutagenic.

2) Avoid prolonged use of this herb due to its astringent constituents.

3) Do not use this herb during Pregnancy or Lactation.

Wild Lettuce (Lactuca Virosa/Lactuca serriola)

Contraindication

1) Do not use this herb during Pregnancy due to its Uterine stimulant action.

White Oak (Quercus alba)

Contraindication

1) External use of this herb may cause damage to skin due to absorption of tannins.

2) This herb may reduce the absorption of some medications including atropine, cocleine, epherine, pseudoephedrine and Theophylline, due to precipitation by the tannins.

3) This herb precipitates iron salts.

4) Do not combine this herb with Atropine, Codeine, Ephedrine or pseudoephedrine, Theophylline and Aminophylline due to tannin content which may interfere with absorption.

White Willow (Salix alba/Salix purpurea/Salix fragilis)

Contraindication

1) Avoid use of this herb where there is sensitivity to salicylic acid.

2) Excessive doses of this herb may induce Stomach Irritation, Vomiting and Diarrhea.

3) Long term use of this herb may cause constipation.

4) Do not combine this herb with Ticlopidine as there is some concern that due to the Salicylic acid content may increase the risk of bleeding. Although no reports of any reactions have been reported, there is a theoretical risk and caution should be observed.

Wild Yam (Dioscorea villosa)

Contraindication

1) Long term use of this herb may lead to a reduced libido due to the steroidal saponins, however short term use or intermittent use increases libido. This information is at odds with the most recent research which maintains that the sterodial saponins, mainly diosgenin cannot be converted to progesterone within the body, and that its only hormonal effect is upon injection and then only mildly.

2) Avoid use of this herb where there is kidney impairment.

3) Large doses of the Tincture of this herb may cause emesis.

Wormwood (Artemisia absinthium)

Contraindication

1) Do not use this herb during Pregnancy due to the Emmenagogue and arbortifacient effects. Also the Uterine stimulant action of the thujone.

2) Do not use this herb where there are Stomach or Intestinal ulcers, due to the stimulation of the gastro-Intestinal tract and possible Irritation of the Stomach.

3) Avoid prolonged use of this herb, no longer than 4 weeks due to the toxic

effects of thujone.

4) Do not use this herb in cases of hemorrhoids, gastro-enteritis, and breast feeding or head congestion.

Yarrow (Achillea millefolium)

Contraindication

1) Do not use this herb during Pregnancy, due to its Emmenagogue and arbortifacient effects.

2) This herb may cause an allergic reaction, due to the herb's sesquiterpene content.

Yellow Dock (Rumex crispus)

Contraindication

1) Do not use this herb where there is kidney Inflammation or history of kidney disease, due to the irritating effects of this herb's oxalates.

2) Do not use this herb where there is Gastrointestinal Irritation, due to the laxative and mucosal irritant effects of its constituents.

Agrimonia (Agramonia eupatoria)

Contraindicación

1) Esta hierba puede causar photodermis de sensibilización de la piel a la luz ultravioleta debido a furanoCoumarins. Evitar períodos excesivos de luz solar o sometidos a exposición de luz ultravioleta cosmética o terapéutica.

2) Hay especulación de que esta hierba puede disminuir los niveles de azúcar en la sangre y por lo tanto, deben vigilarse diabéticos dependientes de insulina.

Angelica (Angelica atropurpurea)

Contraindicación

1) No se utilice durante el embarazo o Lactancia debido a este efectos Emenagogo y Genotóxico de hierbas.

2) Evitar con úlceras pépticas debido a esta hierba estimulante de las secreciones de ácido gástricas.

3) Evitar con Diabetes.

4) Evitar inflamaciones del riñón y condiciones calientes.

5) Esta hierba puede causar photoDermatitis cuando se someten a la luz ultravioleta o solarium tratamiento debido a la presencia de furanoCoumarins. Puede aumentar el riesgo de cáncer de piel.

6) Dosis excesivos pueden causar depresión del sistema nervioso central.

7) Evitar regulares y altas dosis de esta hierba con diabéticos debido a su alto contenido de azúcar.

Arnica (Arnica Montana)

Contraindicación

1) árnica puede causar Dermatitis de contacto debido al petróleo volátil sesquiterpene o irritante cuando se utiliza sobre la piel sensible o rota.

2) Uso prolongado puede provocar reacciones alérgicas debido a la presencia de la sesquiterpénicas (cantidad).

3) No utilizar esta hierba internamente debido a sus efectos Tóxico en el hígado y los riñones.

4) No se utilice durante el embarazo.

Astragalus (Astragalus membranaceus)

Contraindicación

1) Esta hierba puede causar hinchazón y suelta taburetes.

2) No utilizar esta hierba durante las fases agudas donde existe fiebre, de lo contrario el patógeno puede ser pacificado con efectos indeseables.

Agracejo (Berberis vulgaris)

Contraindicación

1) No utilizar esta hierba durante el embarazo, debido a la acción estimulante Uterino de los alcaloides. El aumento en el flujo de bilis causada por esta hierba puede afectar drásticamente el feto.

2) Esta hierba es Tóxico en sobredosis. Los síntomas incluyen Náusea, vómitos, Dolores abdominales, baja presión arterial y Irritación renal.

3) Esta hierba puede causar Hemorragia nasales o Irritación en casos raros. Ensayo de conflicto

4) Sugieren mayo o no una interacción con fármacos antibacterianos tetraciclina reducir su eficacia gracias a la constituyente de esta hierba berberina.

5) No utilice esta hierba con cálculos Biliares, como el aumento en el flujo de bilis es demasiado poderoso.

Hierba de la cinche/El Cohosh Negro (Cimicifuga racemosa)

Contraindicación

1) no utilizar esta hierba durante el embarazo, debido a su efecto Emenagogo. Sin embargo se puede utilizar para acelerar una inusualmente lenta etapa de trabajo.

2) No utilizar esta hierba para las Madres de lactantes, debido a su toxicidad potencial en grandes dosis.

3) Esta hierba es Tóxico en dosis grandes; los síntomas incluyen Náusea, vómitos, visuales y nerviosos disturbios y reducción de la frecuencia cardíaca.

4) Esta hierba puede causar malestar gástrico.

5) Generalmente no usar esta hierba de largo plazo en sus propia, ya que tiene algunos compuestos Tóxico, que impiden a Estrógeno vinculante y varios otros trabajos, (que impide la activación de estrógeno).

Tenga en cuenta que los profesionales hierbas se aconseja que debe evitar dar esta hierba a pacientes con una historia previa de enfermedad hepática.

En caso de una reacción adversa, vaya a la sala de emergencias del hospital y buscar atención médica a la vez. Como en las empresas de medicina herbaria de contador la MHRA (departamento de salud) ha promovido una advertencia voluntaria de productos que contengan Cohosh Negro.

La advertencia es: ' en casos raros, Cohosh Negro puede causar problemas en el hígado. Consultar a su médico si tiene ya tiene enfermedad hepática o convertirse en enfermos, mientras que el uso de este producto.

Algunos de los síntomas comunes de trastornos hepáticos imclude-ictericia (color amarillento de la piel o blanco de ojos), orina oscura, inusual cansancio o debilidad, Dolor abdominal y / o pérdida del apetito.'

Cardo Santo/Cnici (Centaurea Benedicta/Cnicus benedicta)

Contraindicación

1) Esta hierba puede causar una reacción alérgica.

2) evitar el uso de esta hierba donde hay Inflamación renal aguda.

3) Evitar el uso de esta hierba donde hay alta acidez gástrica.

4) Grandes dosis de esta hierba pueden causar vómitos y Hemorragia nasales.

5) Utilizan esta hierba en el Pregnancydue a sus propiedades de estimulante Uterina.

Borraja/Rabo de alacran (Borago officinalis)

Contraindicación

1) No utilice esta hierba durante el embarazo o Lactancia.

2) Esta hierba debe utilizarse para no más de 10 días, debido al contenido de pirrolizidina.

3) No utilice esta hierba con niños debido al contenido de alcaloide pyrrolizine.

(Debido a la presencia de alcaloides de pirrolizidina, esta hierba considerado como inofensivo es considerada peligrosa. La hierba se sugiere ser fuertemente hepatoxic y potencialmente cancerígenos en los seres humanos, esto ha concluido debido a la producción de tumores en animales de experimentación.

Han habido indicios de que los recién nacidos son mucho más susceptibles a la acción Tóxico de alcaloides de pirrolizidina que los adultos. Muchos casos se informan de la muerte de recién nacidos con otras hierbas que contiene este alcaloide, y ha sido detectado como la causa de muerte.

Hierbas de pirrolizidina alcaloide que contiene son tan insidiosas, porque usualmente no causan reacciones adversas durante su uso inicial o incluso prolongada, y cuando se producen este tipo de reacciones puede ser largo después de tratamiento ha cesado. A continuación, a menudo es demasiado tarde, porque causa daño hepático irreversible.

Se sabe que pequeñas cantidades de alcaloides de pirrolizidina, puede acumularse en el cuerpo durante el uso prolongado y, a continuación, ejercen efectos Tóxico a largo plazo. Estos alcaloides Tóxico se acumulan gradualmente y luego atacar el hígado causando enfermedad veno-oclusiva de ese órgano: es irreversible enfermedad hepática debido a la trombosis venosa, finalmente causando Cirrhosis.

Para resumir a continuación, no utilice durante el embarazo o Lactancia. Límite de dosis a sólo seis semanas del año y como parte de un –Borage toda fórmula ser (una parte de los otros doce) 1: 12.

Buchu (Barosma bletulina)

Contraindicación

1) Continuo uso puede causar Inflamación renal leve. No utilice como única Tintura.

2) La energética de esta hierba sugiere que no debe utilizarse en los casos de exceso de calor o condiciones inflamatorias agudas.

3) Los componentes glucósido, diosmin y aceite esencial de esta hierba sugieren que puede llevar a mucousal Irritación.

4) No utilice esta hierba durante el embarazo debido a las propiedades estimulantes de pulegone, que también puede causar Irritación de mucousal.

5) El uso de esta hierba combinada con diurético prescrito es evitarse, ya que puede potenciar los efectos de la medicación y dar lugar a efectos secundarios cardiovasculares.

Fragula (Rhamnus frangula)

Contraindicación

1) no utilizar cuando hay obstrucción Intestinal, debido a la mayor peristaltismo de las antraquinonas.

2) No utilizar durante el embarazo debido a la anthroquinones, que puede estimular las contracciones uterinas. y tienen propiedades mutágenas de Genotóxico.

3) No utilizar con las madres lactantes, como el anthroquinones puede ser excretado parcialmente a través de la leche, con laxante y Genotóxico efectos.

4) Evitar con enfermedades inflamatorias intestinales debido a la posible irritación de la mucosa.

5) No utilizar con niños menores de 12 debido a la pérdida de agua y electrolitos.

6) No utilizar para más 10 días debido a la pérdida de agua y electrolitos.

7) Evitar donde hay dolor abdominal de origen desconocido que puede romperse debido a un mayor peristaltismo

8) Extendido uso de esta hierba junto con cardio glucósidos pueden potenciar su acción con la pérdida de suero posible.

9) Extendió el uso de esta hierba junto con el uso de diuréticos tiazídicos, corticosteroides o raíz de regaliz puede inducir deficiencia de potasio.

Bardana (Arctium lappa)

Uso interno del exceso de Contraindicación

1) de esta hierba debe evitarse durante el embarazo, debido a su efecto oxytoxic y su acción estimulante Uterina posible.

2) Esta hierba puede interactuar con la insulina y la dosis deben ser supervisada.

3) Arctium no se utiliza generalmente como un único color, debido a sus fuertes efectos desintoxicante. Preferiblemente se debe combinar con un diurético, tradicionalmente diente de León, ser lappa 1 parte a 2 o 3 partes de diente de León.

Cascara sagrada/Cascara sangrada (Rhamnus purschiana)

Contraindicación

1) Evitar casos de enfermedades inflamatorias Intestinales (Appendicitis, Colitis, Intestino Irritable, úlceras Intestinales, Colitis ulcerosa, enfermedad de Crohn) debido a los efectos de la cascarosides de anthroquinone que se sabe que más irritan y exacerbar estas condiciones.

2) Hacer no uso esta hierba durante el embarazo debido a la Uterina estimular acción y a las antraquinonas mutagénico y Genotóxico.

3) No utilizar durante la Lactancia debido a la secreción de antraquinonas a través de la leche con potencialmente Genotóxico componentes.

4) Uso de evitar durante la Menstruación debido a la posible estimulación de la actividad del endometrio.

5) Evitar donde hay diarrea debido a la mayor hidratación de las heces debido a cascarosides.

6) No se utilice con personas débiles o debilitadas debido a la pérdida de agua y electrolitos.

7) No se utilice con niños menores de 12 debido a la pérdida de agua y electrolitos.

8) Evitar con Dolor de origen desconocido debido a la posibilidad de ruptura viscoso (apéndice inflamado) causados por peristalsis mayor.

9) No utilice esta hierba donde hay obstrucciones Intestinales y estenosis, atonía o Dolor abdominal de origen desconocido.

10) No utilice para más que 10 días debido a la pérdida de electrolitos y por posibles daños al músculo Intestinal.

11) Garantizar que el código es de corteza de como menos de 1 año reciente corteza contiene anthrones que pueden causar malestar GastroIntestinal.

12) Uso excesivo de esta hierba puede conducir a la pérdida de potasio, causando mayor toxicidad de glucósidos cardio.

13) Debe tener cuidado al combinar con esta hierba cualquier medicación oral, debido a la disminución del tiempo de tránsito dentro de las entrañas de reducción de la tasa de absorción.

14) Evitar con diuréticos, que pueden agravar la pérdida de potasio.

Chile/Pepo/Pimentón (Capsicum frutescens/Capsicum annuum)

Contraindicación

1) en los casos de asma esta hierba debe ser restringida, debido a su striction bronquial con exposición inicial episodios pueden verse agravados por uso individual.

2) Evitar uso externo cuando allí se rompe la piel y cerca de los ojos, debido a sus propiedades Irritante locales.

3) Evitar cuando es conocido allí piel hipersensible debido a una posible reacción alérgica cuando se aplican externamente.

4) Evitar con úlceras de Estómago/Inflamación debido al aumento en la producción de ácido gástrico, que puede causar hemorragia y exfoliación mucosa. Nota: Este asesoramiento conflictos con comprensión del uso y emphirical tradicional de esta hierba, donde ha sido used para detener Hemorragia internas y para proteger las membranas mucosas.

5) Evitar con la intestino crónico irritable debido a esta hierba's Irritante y Intestinal contráctil propiedades (capsaicina).

6) Evitar al usar teofilina como la tasa de absorción es mayor cuando se administra antes o con fruta capsicum.

7) Hexobarbital evitar esto aumenta el tiempo de dormir y concentración en el plasma cuando se utiliza con extracto de capsicum.

8) Evitar con inhibidores de ACE, que pueden predisponer a toser cuando se aplica crema de capsicum.

9) Se aconseja precaución con el uso de preparados de esta hierba durante el embarazo, y deben considerarse dosis bajas.

Manzanilla (Anthemis nobilis/Matricaria recitita)

Contraindicación

1) toda la planta (no de la flores) debe evitarse durante el embarazo temprano debido a sus efectos Emenagogo.

2) La Infusión de las flores puede causar Irritación cuando se utiliza como un engaño.

3) Ha habido casos raros de Hipersensibilidad alérgica a las flores.

4) Individuos sensibles pueden mostrar síntomas de rinitis.

 5) Se han registrado casos raros de shock anafiláctico con el uso de esta hierba y por lo tanto, se debe mostrar cautela al utilizar esta hierba por primera vez, especialmente con bebés y niños.

Cherry bark/Wild Cherry Bark (Prunus serotina)

Contraindicación

1) dentro de herbalismo chino se recomienda evitar esta hierba estomacales o Intestinal fría trastornos.

Pamplina (Stellaria media)

Contraindicación

1) Viejos informes sugieren que esta hierba puede causar parálisis temporal cuando se usa en dosis excesivas. Esto puede ser debido a la toxicidad de nitrato debido a factores ambientales - cosecha de campos contaminados. De lo contrario esta hierba es considerada como inofensivo.

Canela (Cinnamomum zeylanicum/Cinnamomum verum)

Contraindicación

1) durante el embarazo debido a los efectos de esta hierba Emenagogo. seguro en la cocina.

2) Evitar con las Madres de lactantes, ya que esta hierba puede causar Hipersensibilidad alérgica debido a su contenido de cinnamein.

3) evitar con el Estómago y úlceras Intestinales debido a su efecto estomacales.

4) uso prolongado de esta hierba puede causar Irritación de los tejidos debido a la toxicidad potencial.

5) Puede provocar Irritación Gastro-Intestinal donde se ingieren grandes cantidades de aceite esencial puro, causando vómitos violentos y la Irritación renal posible.

Esta hierba es inofensiva cuando se utiliza en dosis bajas como con cocina y tés.

Galio (Galium aparine)

Contraindicación

1) combinando con medicamentos diuréticos, como esta hierba puede potenciar los efectos de estas drogas y dar lugar a efectos secundarios cardiovasculares.

2) Debido que esta hierba es un diurtic fuerte, hay que algunos pensaron que tampoco debe utilizarse con Diabetes que overstimulate las glándulas suprarrenales y inhibir la acción de la insulina. Nota: Cuando frescos los glicósidos iridoides dentro de esta hierba son más altas, dando el mejor uso de sus cualidades antibacterianas.

Clavo de olor/Clavo (Syzygium aromaticum/Caryophyllus aronaticus)

Contraindicación

1) es altamente tóxico cuando se ingiere en grandes dosis. Cuando se usa localmente para aliviar el Dolor de muelas, el petróleo puede causar Irritación grave de goma y chicles incluso si utiliza excesivamente, ya que puede irritar y inflamar zonas insalubres ya la enfermedad. Debido a la naturaleza fenólica de eugenol, (el componente principal), el aceite debe usarse siempre en preparativos muy diluidos. Debe ser gran cautela cuando se utiliza el aceite puro con niños pequeños. Si el aceite se usa externamente, utilice siempre con una compañía de base.

Tunilago (Tussilago farfara)

Contraindicación

1) Debido a la presencia de alcaloides de pirrolizidina, esta hierba considerado como inofensivo es considerada peligrosa. La hierba se sugiere ser fuertemente hepatoxic y potencialmente cancerígenos en los seres humanos, esto ha concluido debido a la producción de tumores en animales de experimentación. Sólo ha sido uno de los casos denunciado de intoxicación por Coltsfoot en los seres humanos.

Hierbas de pirrolizidina alcaloide que contiene son tan insidiosas, porque usualmente no causan reacciones adversas durante su uso inicial o incluso prolongada, y cuando se producen este tipo de reacciones puede ser largo después de tratamiento ha cesado.

A continuación, a menudo es demasiado tarde, porque causa daño hepático irreversible. A continuación, a menudo es demasiado tarde, porque causa daño hepático irreversible. Se sabe que pequeñas cantidades de alcaloides de pirrolizidina, pasado por alto anteriormente en Symphytum y Coltsfoot, pueden acumularse en el cuerpo durante el uso prolongado y, a continuación, ejercen efectos Tóxico a largo plazo.

Estos alcaloides Tóxico se acumulan gradualmente y luego atacar el hígado causando enfermedad veno-oclusiva de ese órgano: es irreversible enfermedad hepática debido a la trombosis venosa, finalmente causando Cirrhosis.

Para resumir a continuación, no utilice durante el embarazo o Lactancia. Dosis límite a sólo seis semanas del año y como parte de una fórmula toda - Coltsfoot ser (una parte de los otros doce) 1: 12.

Consuelo Mayor Raíz/Sinfilo (Symphytum officinalis)

Contraindicación

1) fue prohibido para uso interno en 1992 debido a los alcaloides de pirrolizidina (véase también Coltsfoot). Symphytum tiene una mayor cantidad de alcaloides de pirrolizidina, por lo tanto, cualquier uso está prohibido internamente a excepción de la hoja para uso muy ocasional como parte en los doce años de una fórmula herbal.

Alquimilia (Gerianium carolinianum/Geranium Maculatem geraniaceae)

Contraindicación

1) donde hay una predisposición hacia la trombosis como esta hierba ayuda de coagulación de la sangre.

2) Evitar con las Madres de lactantes, ya que esta hierba tiene una tendencia a la desecación de la leche.

Damiana (Turnera afrodisiaca/Turnera diffusa)

Contraindicación

1) cabe señalar que la dosis excesivas pueden overstimulate y causar Irritación del tracto urinario genitourinaria.

Diente de León (Taraxicum dens-leonis/Taraxacum officinale)

Contraindicación

1) Evitar en casos de Inflamación aguda del Estómago o el Intestino Irritable, debido a los efectos estomacales de esta hierba de ácido gástrico estimulante.

2) Evitar en casos de debilidad digestiva que esta hierba puede causar dispepsia, flatulencia, Dolor y diarrea.

3) Evitar el uso de esta hierba donde hay obstrucción o Inflamación Biliar, debido a los efectos de esta hierba colagogo.

4) Evitar cuando hay conocidos cálculos Biliares o Inflamación de La Vesícula Biliar, debido a los efectos de esta hierba colagogo. Sin embargo la raíz fresca de esta hierba ha sido tradicionalmente utilizada para el tratamiento de cálculos Biliares.

5) Esta hierba puede causar una reacción alérgica al contacto con el sap o raíz.

6) Uso combinado con diuréticos puede potenciar su acción y dar lugar a efectos secundarios cardíacos, debido a la excreción de sodio mejorada. Bucle diuréticos, diuréticos tiazídicos, triamtereno, Spinonolactone.

7) Esta hierba puede producee Dermatitis contacto alérgica debido al contenido de sequiterpene.

Devil's Claw/La Garra de Diablo (Harpagophytum procumbens

Contraindicación

1 con Inflamación de Estómago y úlceras, debido a las sustancias iridoides amargo, que estimulan las secreciones ácidas del Estómago.

2) Evitar con cálculos Biliares debido a los efectos coleréticos de esta hierba.

3) Evitar la combinación de esta hierba con La Warfarina o otros anti-coagulants similares como investigación muestra un púrpura de persona

experimentado (sangrado bajo la piel) al combinado. Se requiere investigación adicional.

4) No combinar esta hierba con ticlopidina u otros fármacos inhibe de plaquetas, debido al riesgo de púrpura.

5) Debido a las cualidades protectoras contra las arritmias, se debe considerar la interacción con drogas arrítmicas.

6) Se aconseja precaución cuando cualquier desequilibrio de azúcar en la sangre debido a esta acción hipoglucemiante de hierbas que interfiriera con los niveles de insulina

Dong Quai (Angelica sinensis)

Uso de evitar Contraindicación

1) durante el embarazo debido a los efectos de la arbortifacient.

2) Evitar con salud bazo baja o con constituciones débiles, debido al contenido de esta hierba, que puede ser potencialmente cancerígeno safrol.

3) Evitar donde hay flujo menstrual excesivo o hemorragia (fibromas con hemorragia) como esta hierba aumenta la circulación para el vientre y por lo tanto, salida menstrual. Puede ser útil, sin embargo, para regular el flujo excesivo de sangre o sangrado fibromas. Utilizar el sentido común.

4) Evitar con ticlopidina y La Warfarina como investigación sugiere púrpura puede ocurrir (sangrado bajo la piel).

5) Aunque no hay estudios están disponibles con esta hierba, su contenido de cumarina sugiere que puede interactuar con la Heparina y otros medicamentos anticoagulantes. Por lo tanto es mejor evitar la combinación de estos hasta que más investigaciones ha sido hecho.

Echinacea (Brauneria angustifolia/Echinacea purpurea)

Contraindicación

1) no se realice con condiciones progresivas (esclerosis múltiple) debido a la estimulación de los fibroblastos.

2) Ha habido cierta Confusión sobre el uso de esta hierba con progresivas trastornos sistémicos o autoinmunes como lupus, collagenosist y trastornos relacionados, debido a la estimulación no específica de la respuesta inmune, sin embargo más recientes investigaciones sugieren que este no es el caso. La experiencia ha demostrado que considera dosis bajas pueden tener resultados beneficiosos en estos casos.

3) No utilizar durante más de 10 días con una pausa de 10 días antes de su reutilización. Utilizar durante la fase aguda sólo y, a continuación, utilice hierbas tónicas, debe la condición todavía ser aguda.

4) Muy ocasionalmente puede producirse una reacción alérgica que hay una tendencia a las alergias.

5) Se han producido raras reacciones alérgicas cuando esta hierba se ha combinado con jugo de fruta, por lo tanto, se sugiere que esta hierba no se combina con jugos de frutas.

6) No combinar esta hierba con cualquier tratamiento de quimioterapia, ya que hay algunas investigaciones que sugieren que esta hierba puede contrarrestar algunos aspectos de la quimioterapia.

7) Cuando sea necesario hacer frente a las Infecciones durante el embarazo y la Lactancia baja a moderado dosis puede utilizarse.

Sauce Blanco (Sambucus Canadensis/Sambucus nigra)

Uso de evitar Contraindicación

1) de la corteza durante el embarazo como esto puede causar deficiencia de agotamiento y energía fluida.

Eucalipto (Eucaliptus globules)

Aceite esencial de Contraindicación

1) está a salvo en pequeñas dosis, pero no en niños. Más de 3 ml puede causar intoxicaciones graves, quema de garganta, Estómago y debilidad muscular, Convulsions y muerte.

2) Infusión de la hoja pueden exacerbar algunas condiciones asmáticas.

3) Aceite esencial de esta hierba también puede exacerbar algunas condiciones asmáticas.

4) Aceite esencial en gotas nasales puede inhibir el movimiento ciliar y causar neumonía elipoid. Utilizar sólo una vez ha muerto cualquier Inflamación.

5) Evitar donde hay presión arterial baja, debido a los efectos de hipotensos en grandes dosis de las hojas.

6) Evitar donde hay Estómago/Intestinal o Biliar Inflamación, ya que esta hierba puede causar Irritación de la mucosa debido a los componentes volátiles de la hoja.

7) Evitar donde hay trastornos hepáticos agudos o crónicos como esta hierba exhibe efectos colerético.

8) Esta hierba puede aumentar la tasa de absorción de algunos medicamentos, es decir, pentobarbital, aminopyrine y estimulantes, lo que reduce su plazo de validez.

9) Evitar la combinación de hierbas que contengan alcaloides de pirrolizidina como se piensa que esta hierba aumentará la toxicidad de estas hierbas.

10) Ha habido casos raros de preparativos de Eucaliptus causar Náusea, vómitos y diarrea.

11) Bartram sugiere que no se debe utilizar esta hierba con Golden Seal "con el que es antagónica".

Hinojo (Feoniculum officinalis/Foeniculum vulgare)

Contraindicación

1) no se realice durante el embarazo debido al efecto de esta hierba Emenagogo, especialmente el aceite esencial.

2) No utilice el aceite esencial para los lactantes y los niños, ya que es potencialmente tóxico.

3) El aceite esencial de esta hierba es tóxico en dosis grandes y aún tan poco como 1 ml internamente ha causado intoxicación. Los síntomas incluyen Irritación GastroIntestinal, vómitos y Diarrhea, Convulsions y edema pulmonar, alucinaciones y trastornos respiratorios.

4) La hierba y el aceite de esta hierba pueden causar reacciones alérgicas causando Dermatitis o reacciones de pulmón.

Fenogreko (Trigonela foenum graecum)

Contraindicación

1) evitar dosis excesivas durante el embarazo debido a los efectos de esta hierba Emenagogo y Arbortifacient.

2) Cuando esta hierba puede reducir la tasa de absorción de algunos medicamentos orales combinados.

3) Cualquier dosis de insulina pueden requerir ajuste debido a la reducción de la actividad de azúcar en la sangre debido a la trigonelline de alcaloide.

4) No combinar esta hierba con Glipizide, Heparina o ticlopidina debido a la reducción de azúcar en la sangre.

5) Repetidas aplicaciones externas de esta hierba pueden provocar reacciones cutáneas.

6) No utilice con La Warfarina, como esta hierba aumenta la actividad de la La Warfarina.

Altamisa (Chrysanthemum parthenium/Chrysanthemum parthenium)

Contraindicación

1) no se realice durante el embarazo debido al efecto de la esta hierba estimulante Uterina.

2) Uso a a largo plazo puede causar úlceras de boca y trastornos gástricos.

3) Las hojas pueden causar úlceras de boca en algunas personas.

4) No combinar esta hierba con La Warfarina y otro sangre adelgazamiento medicamentos como puede afectar a las tasas de coagulación.

Lino Semilla/Grano de Lino. See Lino Semilla (Linum usitatissimum)

Contraindicación

1) las Semillas inmaduras de plantas que crecen en regiones subtropicales son Tóxico.

2) Insuficiente ingesta de líquidos al tomar esta hierba puede producir obstrucción alimentario.

3) Evitar el uso de esta hierba durante el embarazo temprano debido a sus efectos Emenagogo.

4) No utilice esta hierba donde hay obstrucción Intestinal.

5) Debido al contenido mucilaginosos de esta hierba, la absorción de cualquier otras drogas puede ser afectada negativamente, dosis pueden que tenga que ser aumentado o efectos observados.

Ajo (Allium sativum)

Contraindicación

Aceite muy concentrado puede irritar las membranas mucosas, evitar con inflamaciones de Estómago aguda y crónica.

Evitar la excesiva doese del petróleo durante el embarazo debido a la acción estimulante Uterina.

Evitar con tiroides bajos como altos niveles de componentes purificados utilizados regularmente, puede causar una reducción en la absorción de yodo por la tiroides.

Dosis de insulina pueden requerir ajuste, debido a los efectos hipoglucémicos de ajo.

No utilice el aceite esencial con los lactantes o los niños. Se han reportado muertes de lactantes.

Se han mejorado los efectos anticoagulantes de la La Warfarina, debido al aumento de fibrina olytic actividad y deminished platlet agregación alicina, ajoene, trisulfides y aclenosine.

Hay una sugerencia que alta concentrados de esta hierba pueden resultar en un aumento en la tendencia hacia la hemorragia y por lo tanto, deberían no ser combinados con ticlopidina (un medicamento inhibidor de platlet) que, en teoría podría potenciar la acción de este medicamento. Por lo tanto evitar extractos estandarizados o 1 diente de ajo diariamente.

Precaución aconsejado después de operaciones quirúrgicas

Gengibre/Jengibre (Zingiber officinalis)

Contraindicación

1) evitar grandes cantidades de esta hierba durante el embarazo debido a sus efectos Emenagogo. E. Sin embargo, pequeñas cantidades, por ejemplo 1 taza diaria de jengibre fresco es recomendable durante el embarazo para Náusea, pero la hierba seca es contra indicado (de acuerdo con los textos chinos antiguos).

2) Evitar con cálculos Biliares debido a este hierbas efectos colagogo.

3) Más grandes dosis de esta hierba pueden causar Irritación de las mucosas de el Estómago.

4) Debido al efecto de esta hierba Emenagogo, puede promover la Menstruación de ciclo.

5) Se aconseja precaución con algunos trastornos Intestinales agudos.

6) Evitar el uso de esta hierba con cualquier enfermedad de la piel, como parece irritar aún más esta condición.

7) Evitar el uso de esta hierba en condiciones 'en caliente', especialmente del hígado y Estómago.

8) El uso de esta hierba se piensa aumentar la tasa de absorción de algunos medicamentos orales.

9) La investigación ha demostrado que esta hierba reduce la adherencia de plaquetas en tubos de ensayo y por lo tanto, debe utilizarse precaución con personas que toman anticoagulantes como la ticlopidina, Heparina y La Warfarina.

Hidrastis (Hydrastis canadense)

Contraindicación

1) evitar uso de esta hierba durante el embarazo, debido a las acciones de estimulante Uterino de la berberina de alcaloides y hydrastine, también puede elevar la presión arterial.

2) Donde hay secreción del oído no realice esta hierba, como puede romper el tímpano.

3) Son contradictorios estudios sobre el uso de esta hierba, con doxiciclina e-tetraciclina como anti-biotic. Algunos estudios muestran que Golden Seal reduce su eficiencia, mientras que otros sugieren que éste no sea el caso.

4) Uso a a largo plazo de esta hierba debe evitarse ya que puede reducir la absorción de vitamina b y reducir las bacterias Intestinales. También puede elevar la presión arterial y causar debilidad y en alucinaciones casos severos.

5) Grandes dosis de esta hierba pueden causar síntomas de pueden y diarrea, un pulso lento y parálisis de las vías respiratorias.

6) Evitar extractos fuertes cuando se usa tópicamente como esto puede causar ulceración de la piel. Nota: Esta hierba ha sido en la lista de overharvested en el pasado. Producción comercial parece haber rectificado esto, pero otras alternativas de uso en ocasiones incluyen cúrcuma y Berberis.

Gotu Kola (Hydrocotyle asiatica)

Contraindicación

1) sobredosis de esta hierba puede causar Dolores de cabeza, vértigo, hipoglucemia y coma.

2) Evitar el excesivo uso interno de esta hierba durante el embarazo temprano debido a sus efectos Emenagogo.

3) Esta hierba puede causar fotosensibilidad.

4) No utilice esta hierba donde hay hiperTensión, trastornos cardiovasculares o úlceras pépticas.

5) Esta hierba es conocida para aumentar el tiempo de coagulación, por lo tanto, no utilice Hemorragia internas, o combinado con el uso de La Warfarina o Heparina.

6) Investigación ha demostrado que esta hierba puede reducir la fertilidad femenina debido a sus constituyentes asiaticoside y thunkieniside.

7) No utilice esta hierba donde hay Epilepsia.

Ulmaria (Eupatorium purpureum)

Contraindicación

1) Prolongado uso interno de esta hierba debe evitarse debido a los efectos de la hepatoxic de su contenido de pirrolizidina.

2) No se utilice durante el embarazo debido a los efectos del esta hierba arbortifacient y el contenido de pyrrolizine.

3) No se utilice para las Madres de lactantes debido a los efectos de la hepatoxic de esta hierba.

4) No utilice esta hierba donde hay enfermedad hepática debido a los efectos de la hepatoxic de los alcaloides.

5) Evitar la combinación de esta hierba con medicación diurética, esta hierba puede potenciar los efectos a efectos secundarios cardiovasculares.

Nota: Combinar esta hierba con malvavisco por sus efectos de piedra protección y apoyo.

Tejocote/Espino (Crataegus spp.)

Contraindicación)

1) No se utilice con presión arterial baja.

2) No utilice esta hierba en combinación con cardiotónicos como digitalis, convallaria majalis, Adonis veralis, como se ha demostrado para mejorar la actividad de estos medicamentos.

3) No combinar esta hierba con glucósidos cardiotónicos como digitoxin y digoxina, como se conoce esta hierba para mejorar su actividad debido a Espino. PROCIANIDINAS poliméricos. Sin embargo, también se ha informado que el uso de espino reduce la toxicidad de estos glicósidos cardia, por sus efectos capaz y vasodilatadores coronarios.

Flor de lupulo (Humulos lupulos)

Contraindicación

1) No utilizar esta hierba donde hay depresión debido a sus efectos sedantes.

2) Se ha demostrado que dosis excesivas o uso prolongado de esta hierba puede librarlo de mareos, intoxicación y reducir la concentración.

3) No no uso flores/strobile, que tienen más de 6 meses, debido a sus efectos alucinógenos.

4) No combinar esta hierba con Pentobarbital o otra medicación sedante, como extractos de este aumento de hierba durmiendo el tiempo.

Manrubio (Marrubium vulgare)

Contraindicación

1) No utilizar esta hierba durante el embarazo debido a sus efectos Emenagogo y arbortifacient.

2) No utilizar esta hierba con condiciones de frío renal deficiente.

Coclearia (Cochlearia amoracia)

Contraindicación

1) No utilizar esta hierba donde hay úlceras de Estómago/Intestinal debido a su efecto estimulante en la mucosa.

2) No utilizar esta hierba donde hay Inflamación renal debido a su fuerte efecto diurético.

3) No utilizar con niños menores de 5 años, ya que esta hierba puede causar trastornos Intestinales.

4) No se utilice esta hierba durante el embarazo, como grandes cantidades pueden ser arbortifacient.

5) No use dosis excesivas de esta hierba que deprimen la función tiroidea y irritar los riñones.

6) No utilice esta hierba en condiciones de exceso de calor.

7) Esta hierba puede causar diarrea o Night sweats en personas sensibles.

8) Esta hierba puede causar reacciones alérgicas si usa externamente en personas sensibles.

Hortensia (Hydrangea aborescens)

Contraindicación

1) Sobredosis de esta hierba puede causar vértigo y congestión respiratoria.

2) No utilizar esta hierba de largo plazo.

3) No utilizar esta hierba durante el embarazo o Lactancia.

Enebro (Juniperus communis)

Contraindicación

1) No utilizar esta hierba en grandes dosis o regularmente donde hay Inflamación/infección renal, debido a la presencia de aceites volátiles incluyendo pininos.

2) No utilizar esta hierba durante el embarazo debido a los efectos Emenagogo y arbortifacient de los aceites volátiles.

3) No utilizar esta hierba durante más de 4 semanas en un momento debido al potencial de daño renal.

4) No combinar esta hierba con medicamento diurético como pueden potenciar los efectos de estas drogas y llevando a efectos secundarios cardiovasculares.

Alga marina (Focus Versiculosis)

Contraindicación

1) Sobre el uso de algunas personas de esta hierba puede provocar bocio y hipertiroidismo debido a la gran cantidad de sales de yodo.

2) Evitar esta hierba donde ya existe hipotiroidismo.

3) Evitar el uso de esta hierba donde hay digestión débil, fría.

4) Evitar esta hierba durante el embarazo.

5) Ser consciente de que puede ser posible contaminación con esta hierba debido a mares contaminados.

Lavanda (Lavandula angustifolia/Lavandula officinalis/Lavandula vera)

Contraindicación

1) Evitar el excesivo uso interno de esta hierba durante el embarazo debido a su efecto Emenagogo.

2) Evitar el consumo interno de aceite esencial puro como grandes cantidades pueden causar Irritación renal y daños, vómitos, Diarrea y Convulsions.

3) Ser consciente de que en algunos individuos sensibles el aceite esencial de esta hierba puede causar Dermatitis, aunque suele ser aceite esencial de lavanda considera que el seguro sólo aceite esencial utilizar puro en la piel.

5) Evitar el uso de este aceite en personas que sufren de inflamaciones GastroIntestinales, úlcera péptica o enfermedad del hígado, como puede haber Irritación de las mucosas.

Orozus (Glycyrrhiza galabra)

Contraindicación

1) Evitar uso prolongado o altas dosis de esta hierba que puede resultar en edema y facial hinchazón, debido a la retención de sodio y pérdida de potasio.

2) No combinar esta hierba con hiperTensión o problemas cardíacos debido al equilibrio de sodio y potasio.

3) No utilizar esta hierba donde hay insuficiencia renal y edema o osteoporosis debido al equilibrio de sodio y potasio.

4) Evitar el uso de esta hierba durante el embarazo debido al efecto Emenagogo.

5) No utilice esta hierba con Cirrhosis hepática o hepatitis crónica debido a sus efectos colerético. Aunque afirma cierto éxito en el tratamiento de la hepatitis crónica B Glicirricina.

6) No utilice esta hierba con ex alcohólicos debido a la aparentemente mayor sensibilidad a los efectos adversos de regaliz, especialmente la miopatía debido a la pérdida de potasio.

7) Evitar el uso de esta hierba con las personas con sobrepeso, debido al mayor riesgo de hiperTensión, problemas cardiovasculares y Diabetes.

8) Evitar el uso de esta hierba con diabéticos, puesto insulina diabéticos parecen ser pre-disposed a la retención de sodio y hipopotasemia.

9) No combinar esta hierba con glucósidos cardiotónicos, como esta hierba puede potenciar su toxicidad.

10) No combinar esta hierba con el uso de medicamentos laxantes, debido a la creciente pérdida de potasio.

11) Del mismo modo no combinar esta hierba con diuréticos, que también aumentan la pérdida de sodio.

12) No combinar esta hierba con tratamiento de corticoides, como se conoce esta hierba para potenciar la

13) No combinar esta hierba con tratamiento de hidrocortisona tópica aplicada ya que el ácido de glycyrrhehnic componente aglicona potencia los efectos locales.

14) No combinar esta hierba con digoxina, como regaliz disminuye los niveles de potasio, aumentando la toxicidad de digoxina.

Lobelia (Lobelia inflate)

Contraindicación

1) No utilizar esta hierba con shock o parálisis, debido al efecto bloqueo postganglionares receptor por el alcaloide lobeline - de 'hierba Contraindicación e interacciones' F.Brinker. Esta información es a primera mano uso y experiencia de más de 100 años. Como profesionales debemos juzgar, escuchar y pensar. Pero la experiencia personal de 20 años de uso para el choque y resulta excelente y segura solicita uso continuado.

2) No utilice esta hierba donde hay enfermedad cardíaca crónica, como el corazón agrandado o corazón graso, líquido alrededor del corazón con incompetencia valvular cardíaca sinusal arrhythmiaor paquete branchblock, debido a la interferencia del ritmo del corazón y la vasoconstricción coronaria resultantes de la liberación de vasopresina inducida por lobeline. (Estos resultados son del trabajo de investigación realizado en ratas).

3) Evitar el uso de esta hierba donde hay neumonía o líquido en los pulmones debido a lobeline, que puede causar hiperpnea y el estimulante respiratorio efecto bein

4) Evitar esta hierba donde hay hiperTensión arterial debido al posible aumento sistémico de la presión arterial (investigación llevada a cabo en perros y gatos) y la liberación de vasopresina inducida por el componente lobeline (investigación en ratas,) la presión arterial, aunque se redujo en lobeline en herbívoro (investigación sobre cobayas y conejos).

5) No utilice esta hierba en grandes dosis, o donde hay poca vitalidad o con los niños o los ancianos como un emético, debido a su efecto potencialmente tóxico a través de su alcaloide, lobeline.

6) no utilice esta hierba durante el embarazo debido a su posible Tóxico potenciales. También puede relajar la musculatura Uterina y perineal.

7) No utilice esta hierba donde hay sensibilidad de tabaco, debido a la similitud de lobeline a la nicotina en el enlace a los sitios del receptor cerebral en (los resultados de la investigación llevada a cabo en ratas).

Mariola/Calendula (Calendula officinalis)

Contraindicación

1) No utilizar esta hierba al inicio del embarazo debido a sus efectos Emenagogo y arbortifacient.

2) No combinar esta hierba con hexobarbital como son conocidos los componentes saponoside de esta hierba para aumentar el tiempo de dormir. (resultados de la investigación en ratas, perros y cerdos de guinea).

3) Evitar el uso de esta hierba con Glaucoma como puede aumentar la presión dentro del ojo.

4) Se ha sugerido que esta hierba puede alterar la estructura de las membranas celulares en el cuerpo, llevando a hemólisis (destrucción de glóbulos rojos) con posteriores efectos nocivos.

5) No ha habido ningún efectos adversos en la literatura médica occidental, sin embargo, la Federación de Rusia informó de un caso de shock anafiláctico al hacer gárgaras con esta hierba. Cualquier reacción es más probable que ha habido una reacción alérgica anterior a preparados de hierbas.

Malva (Altaea officinalis)

Contraindicación

1) Aviso debe tenerse que la tasa de absorción de medicamentos orales cuando se combina con esta hierba puede retrasarse.

Meadowsweet (Filipendula ulmaria)

Contraindicación

1) Evitar el uso de esta hierba donde hay una sensibilidad alérgica a los salicilatos.

2) Evitar el uso de esta hierba largo plazo donde hay estreñimiento. 3) Altas dosis de esta hierba pueden causar Náusea y vómitos causaron por Irritación.

Milk thistle (Silybum marianum)

Contraindicación

1) Esta hierba puede inducir un efecto laxante suave.

Cardiaca (Leonurus cardiac)

Contraindicación

1) Evitar esta hierba al inicio del embarazo debido a sus efectos Emenagogo. También debido a los efectos de estimulantes Uterino de sus componentes stachydrine y leonurine.

2) Sobredosis de esta hierba puede causar somnolencia y problemas de concentración.

Estafiate (Artemisia vulgaris)

Contraindicación

1) No utilizar esta hierba durante el embarazo, debido a sus efectos Emenagogo y arbortifacient y la acción estimulante Uterina de sus componentes.

2) No utilizar esta hierba mientras la Lactancia materna, debido a la transferencia de sus componentes Tóxico a través de la leche de las madres.

3) Evitar hasta de sus componentes Tóxico a largo plazo del uso de esta hierba debido a una generación.

4) No utilice esta hierba donde hay Inflamación Intestinal o Appendicitis.

Verbasco (Verbascum Thapsus)

Contraindicación

1) Allí es algunos pensaron que Verbascum no debe utilizarse con los pacientes de cáncer debido a su linfa mover capacidades.

Mirra (Commiphora myrrha/Balsamodendron myrrh)

Contraindicación

1) No utilizar esta hierba internamente donde hay Inflamación interna aguda, ya que pueden causar grandes dosis gástrica quema.

2) No utilizar esta hierba donde hay fiebre, como esta hierba aumenta el calor del cuerpo.

3) No utilizar esta hierba durante el embarazo, debido a sus efectos Emenagogo y arbortifacient

4) no utilizar esta hierba donde hay sangrado Uterino, debido al efecto de emmenogugue de esta hierba.

5) Las aplicaciones externas en la piel pueden causar sensación de lo transitorio debido al contenido de alcohol.

Ortiga (Urtica dioica/Urtica urens)

Contraindicación

1) Excesivo uso interno de theis hierba debe utilizarse con precaución durante el embarazo debido a sus propiedades styimulant Uterina.

2) No combinar esta hierba con diclofenaco debido a sus efectos antiinflamatorios de mejora.

Agracejo/Berberis (Berberis aquifolia/Berberis vulgaris)

Contraindicación

1) No utilizar esta hierba donde es conocido allí condiciones inflamatorias o infecciosas del tracto alimentario, debido al aumento de las secreciones mucosas y vesícula Biliar gástricos.

2) No utilizar esta hierba con condiciones hyperthyroid.

3) No utilizar esta hierba durante el embarazo.

4) Hay informes contradictorios sobre esta hierba y su componente de berberina, lo que sugiere que puede o no ser interferencia con la absorción de tetraciclina drogas anti-biotic.

Perejil (Petroselinum crispum/Petroselinum sativum)

Contraindicación

1) No utilizar la raíz de esta hierba durante el embarazo debido a sus efectos Emenagogo y arbortifacient.

2) No utilizar esta hierba con Inflamación renal, debido a los aceites esenciales, que pueden ocasionar Irritación epitelial.

3) Ha habido informes ocasionales de esta hierba en las reacciones de la piel o las mucosas.

Pulsatilla (Anemone pulsatilla/Pulsatilla vulgaris)

Contraindicación

1) No utilizar esta hierba durante el embarazo, debido a sus acciones de estimulante Uterina y Emenagogo.

2) No utilizar esta hierba con las madres de lactantes, debido a los efectos Irritante gastro-Intestinales.

3) No supere la dosis indicada como a nivel de empacho, los componentes Irritante de esta hierba agota el sistema nervioso.

4) La hierba fresca puede causar afecciones inflamatorias debido a sus componentes Irritante.

5) No utilice esta hierba donde hay Inflamación GastroIntestinal o infección, debido a sus componentes Irritante.

Pasionaria (Passiflora incarnate/Passiflora spp.)

Contraindicación

1) No utilizar esta hierba durante el embarazo debido a la acción estimulante Uterina de sus alcaloides y la presencia de glucósidos cianogénicos.

2) No combinar esta hierba con hexobarbital medicamentos, como los componentes de este aumento de hierba el tiempo de dormir inducido por la medicación.

3) No combinar esta hierba con pentobarbital, como los componentes de esta hierba se conoce a potenciar su acción.

Menta (Mentha peperita)

Contraindicación

1) No utilizar esta hierba al inicio del embarazo debido a sus efectos Emenagogo.

2) No utilizar esta hierba con cálculos Biliares debido a su actividad coleréticos.

3) No utilizar esta hierba con hernia hiatal debido a los efectos relajantes de esta hierba en el esfínter esofágico inferior.

4) No utilice el aceite esencial de esta hierba en niños pequeños, ya que existe un riesgo potencial de contractura de la lengua y detención respiratoria.

5) Preparados que incluyen el aceite esencial de esta hierba no deben utilizarse en casos de obstrucción conductos Biliares, Inflamación de La Vesícula Biliar o graves daños al hígado.

6) Preparados que incluyen el aceite esencial de esta hierba no se deben utilizar en la cara.

7) No combinar esta hierba con cisaprida - estimulante GastroIntestinal, ya que puede disminuir la presión en spincter del esófago inferior y empeorar el reflujo.

8) No combinar esta hierba con cisaprida - estimulante GastroIntestinal, como puede aumentar la acción de reflujo.

Llanten (Plantago major/Plantago lanceolata)(

Contraindicación

Nota: Si utiliza con aceite (o pomada) el contenido de Alantoína no es soluble. Agua proporciona el contenido de Alantoína. Esta hierba contiene sólo sus propiedades antibacteriales cuando fresco. Cuando se seca, glucósidos acubin ya no son estables. Sin embargo Alantoína (célula proliferadores) y mucílago contenido etc. es estable después del secado.

Phytolaca (Phytolacca Americana/Phytolacca decandra)

Contraindicación

1.)Evitar el uso de planta durante el embarazo porque puede causar anomalías fetales. Todas las partes de la planta fresca es venenoso. Evitar que la planta a niños y ancianos.

Palo mulato (Zanthoxylum americanum/Xanthoxylum spp.)

Contraindicación

1) No utilizar esta hierba con úlceras de Estómago/Intestinal o Inflamación debido a los efectos estimulantes de la secreción mucosa GastroIntestinal.

2) No utilizar esta hierba durante el embarazo debido a sus efectos Emenagogo.

3) No utilizar esta hierba con las madres de lactantes debido a la posible Irritación en el Estómago del bebé.

4) No combinar esta hierba con medicamentos Tropidechus, como esta hierba puede interferir con las procesos de coagulación de la sangre.

5) No combinar esta hierba climatizada condiciones debido a la energética de esta hierba.

Zaragatona (Plantago psyllum)

Contraindicación

1) No utilizar esta hierba donde hay estenosis esofágica, estrechamiento anormal de Intestinal u obstrucción Intestinal, debido a la masiva formando el efecto que puede causar o complicar aún más impacto.

2) En los casos de Diabetes insulina controlada dosis pueden requerir la alteración con el uso de esta hierba.

3) Puede haber absorción reducida de todas las drogas orales cuando se combina con esta hierba.

4) Ha habido casos raros de reacciones alérgicas conocidos con esta hierba.

Trebol morado (Trifolium pratens)

Contraindicación

1) No utilizar esta hierba durante el embarazo.

2) Muchos han sugerido que no deberíamos utilizar esta hierba con Estrógeno por cánceres (Ginecología), pero fitosanitarias Estrógeno estimulan receptores Beta (moduladores selectivos de Estrógeno) y ayudar a la protección de cáncer y no estimular más el tejido. De hecho ofrecen protección, mientras que otros Estrógeno, por ejemplo, la de PCB en plásticos, estimular y enlazar con 'A' receptores Beta. Se sugiere que durante las primeras etapas del cáncer el uso de trébol rojo es compatible con el sistema inmune systemblocking el crecimiento de las células cancerosas. Sin embargo durante las etapas avanzadas del estrógeno por cánceres es recomendable utilizar bajas dosis sólo.

3) No combinar esta hierba con Heparina o La Warfarina debido al contenido de cumarina, que puede aumentar el riesgo de sangrado.

Rehmannia (Rehmannia glutinosa/Radix rehmanniae)

Contraindicación

1) No utilizar esta hierba con diarrea o anorexia, debido al efecto irritante de sus componentes en el tracto GastroIntestinal.

2) No utilizar esta hierba durante el embarazo.

3) No utilizar esta hierba donde hay condiciones húmedas deficientes de La Energía del bazo o deficiente.

Romero (Rosemarinus officinalis)

Contraindicación

1) No utilizar esta hierba durante el embarazo, debido a sus efectos Emenagogo y arbortifacient.

2) No utilizar el aceite esencial internamente con niños pequeños.

3) Evitar baños calientes donde hay heridas abiertas, lesiones en la piel, condiciones febriles o Inflamación aguda, trastornos circulatorios graves o hiperTensión.

Salvia (Salvia officinalis)

Contraindicación

1) No utilizar esta hierba durante el embarazo debido a la tujona aceite volátil, que tiene efectos Emmenagogue y arbortifacient.

2) No se utilice esta hierba durante la Lactancia, como reduce la producción de leche.

3) No utilice esta hierba de largo plazo, ya que puede inducir epileptiform calambres.

4) No combinar esta hierba con La Warfarina y otros medicamentos anticoagulantes, debido a su contenido de cumarina similares que puede causar sangrado, aunque no hay estudios específicos realizados en esta hierba.

5) Debe mostrar precaución al utilizar esta hierba debido a su contenido de tujona.

Sarsaparilla Smilax aristolochiifolia/Smilax officinalis)

Contraindicación

1) No utilizar esta hierba donde hay afecciones renales, debido a la presencia de saponinas Sterodial que pueden irritar.

2) Esta hierba puede ocasionar Irritación gástrica o deterioro renal temporal.

3) Esta hierba puede interferir con la medicación hipnótica.

Palmito enano (Serenoa repens/Sabal serrulata/Serenoa serrulata))

Contraindicación

1) Evitar el uso de esta hierba donde hay problemas de bazo.

2) Esta hierba puede causar heces blandas.

3) Ocasionales informes sugieren que esta hierba puede provocar problemas estomacales.

4) Evitar uso de esta hierba durante el embarazo, como son conocidas las bayas para actuar sobre los sistemas endocrinos y reproductivos.

5) Existe un pequeño riesgo de reacción alérgica sistémica o shock anafiláctico con esta hierba, que es más probable en personas que ya han demostrado reacciones alérgicas a otros extractos de plantas y remedios herbales. En estos casos las bayas pueden causar una reacción cuando se maneja.

Schizandra (Schisandra chinensis/Schisandra arisanensis/Schisandra rubriflora)

Contraindicación

1) Ha habido informes ocasionales que esta hierba puede suprimir el apetito, causa trastornos de Estómago y urticaria.

Hojasenn (Cassia senna/Cassia acutifolia/Cassia angustifolia)

Contraindicación

1) Uso a a largo plazo de esta hierba puede causar problemas Intestinales inferiores y coloración roja de la orina.

2) Evitar el uso de esta hierba donde hay estreñimiento espástico, Colitis o hemorroides.

3) No utilizar esta hierba durante el embarazo o Lactancia, debido a la insuficiente investigación toxicológica.

4) Uso a a largo plazo de esta hierba puede ser hábito formando.

5) No utilice esta hierba donde hay obstrucción Intestinal o Inflamación Intestinal aguda de origen desconocido.

6) No utilice esta hierba para niños menores de 12 años.

7) Crónica uso o abuso de esta hierba puede potenciar glucósidos cardiotónicos y tener un efecto de medicación capaz.

8) No combinar esta hierba con tiazida diurético, corticoadrenal esteroides o Raíz de Regaliz, esto puede exacerbar la pérdida de potasio.

Eleuthero (Eleutherococcus senticosus)

Contraindicación

1) Se ha sugerido que deben mostrarse precauciones usando esta hierba donde hay alta presión arterial, taquicardia, extraststole, hypertonicity, alta presión arterial o insomnio debido a un posible aumento de adrenalina.Sin embargo el uso empírico no ha demostrado reacciones adversas con esta hierba en tales casos.

2) No combinar esta hierba con hexobarbital, como es sabido para aumentar los efectos de una inhibición de su degradación metabólica.

3) Diabéticos insulina controlado pueden requerir dosis de insulina que ajustarse cuando se combina con esta hierba.

4) Ha habido un solo caso informó donde se muestran los niveles de digoxina suero peligrosamente alto, aunque sin síntomas cuando se muestra y análisis de laboratorio no indicaron compuestos como digoxina. Esto sugiere una interacción con Ginseng Siberiana y laboratorio dando lecturas falsamente elevados, en lugar de realmente aumentando los niveles de digoxina.

5) No combinar esta hierba con La Warfarina, Heparina o ticlopidina como informes sugieren que esta hierba puede interferir con sangrado, por lo tanto, existe el riesgo de potenciar estos medicamentos.

Esculetaria (Sculletaria lateriflora)

Contraindicación

1) Excesivas dosis de esta hierba pueden causar vértigo, latido irregular del corazón y crispar de las extremidades.

2) Evitar esta hierba donde hay enfermedades del corazón.

Olmo rojo (Ulmus Rubra/Ulmus fulva)

Contraindicación

1) Cuando se combina con medicación oral allí será una tasa de absorción reducida y reduce los niveles de nutrientes de suero.

Squaw Vine (Mitchella repens)

Contraindicación

1) No utilizar esta hierba durante el primer y segundo trimestre del embarazo, especialmente cuando hay una historia de aborto espontáneo.

Hierba de San Juan (Hypericon perforatum)

Contraindicación

1) No utilizar esta hierba durante el embarazo debido a sus efectos Emenagogo y arbortifacient.

2) No se combinar el uso de esta hierba con luz ultravioleta terapéutica o terapia solarium, como el contenido de hipericina aumenta fotosensibilidad a UVA.

3) No utilizar esta hierba para La Depresión grave o combinar con medicamentos antidepresivos.

4) No se utilice esta hierba con inhibidores de la monoamino oxidasa (inhibidores de MAO), como puede potenciar.

5) No combinar esta hierba con alcohol o resperine, como un extracto de esta hierba es conocido para mejorar el tiempo de dormir de efectos narcóticos de alcohol y antagonizar los efectos de la resperpine.

6) No utilice esta hierba donde hay hígado crónica o enfermedad renal, como estos órganos aparecen no puede desintoxicar una acumulación de hipericina.

7) No utilice esta hierba durante el embarazo o Lactancia.

8) No combinar esta hierba con suplementos de aminoácidos.

9) No utilice esta hierba cuando no hay estrógeno por cáncer del aparato reproductor.

10) No combinar esta hierba con cualquier medicamento prescrito o auto administrado, como esta hierba tiene el potencial para alterar la tasa a la que muchos medicamentos son metabolizados.

11) No combinar esta hierba con la hierba Yohimbe, que también contiene monoamino oxidasa.

12) La MPA (Agencia de productos de medicina - el regulador de pharmaceutcal) ha emitido nuevos warnigs sobre la hierba del St.John extracto observando que se sabe que ccounteract el efecto de ciertas drogas, incluyendo hormonas de los anticonceptivos, medicamentos de HIV, medicamentos de engrosamiento de la sangre, ciclosporina anf, un medicamento utilizado para prevenir el rechazo de los trasplantes de órganos. Expertos de salud sueco dijeron que el extracto herbal containedd una sustancia llamada hyperfourin, que hizo el trabajo del hígado de manera más eficiente, ayudando a TI a romper los químicos farmacéuticos.

13) No combinar esta hierba con cualquier medicamento para controlar la Epilepsia.

14) No combinar esta hierba con los medicamentos contra el asma teofilina.

15) No combinar esta hierba con la medicación de control de migraña.

16) No combinar esta hierba con La Warfarina o Heparina.

17) No combinar esta hierba con cualquier tratamiento para el HIV

Thuja (Thujopsis spp./Thuja occidentalis)

Contraindicación

1) No utilizar esta hierba durante el embarazo debido a sus efectos arbortifacient.

2) No supere la dosis, como esta hierba es Tóxico si sobreutilizado.

3) No utilizar esta hierba donde hay deficiencia hígado o riñón.

4) Esta hierba no es para uso a largo plazo, debido a la tuyona.

Tomillo (Thymus vulgaris)

Contraindicación

1) No utilizar esta hierba durante el embarazo debido a sus efectos Emenagogo.

2) Evitar el uso de esta hierba con hígado o enfermedad renal.

3) El aceite esencial de esta hierba es altamente tóxico cuando se ingiere; incluso 1 ml puede causar intoxicaciones graves.

Uva Ursi/Pinguica (Arctostaphylos uva ursi)

Contraindicación

1) No utilizar esta hierba durante el embarazo o Lactancia, debido a su acción oxytoxic.

2) Prolongado uso de esta hierba debe evitarse, especialmente en los niños, ya que puede provocar deterioro hepático debido a la inhibición de la maduración de células B-linfocitos.

3) No utilizar esta hierba con afecciones renales, debido a la posible excreción de ella metabolitos de tanino.

4) No utilice esta hierba donde hay Irritación digestiva, ya que uso excesivo puede provocar malestar de Estómago debido al contenido de tanino de esta hierba.

5) El uso de acidificantes urinarios inhiben la conversión o arbutin que puede hacer ursi ura menos eficaces.

6) No utilice esta hierba con niños menores de 12 años.

7) Esta hierba se ha conocido por causar Náusea y vómitos.

8) Esta hierba puede interferir con la absorción de atropina y codeína debido al contenido de taninos.

9) Esta hierba puede interferir con la absorción de efedrina y seudoefedrina.

10) No combinar esta hierba con diuréticos incluyendo, espironolactona, hidroclorotiazida, diuréticos tiazídicos y triamtereno.

11) No combinar esta hierba con aminofilina, (broncodilator para el asma) como que puede interferir con la absorción.

Valeriana (Valeriana officinalis)

Contraindicación

1) Esta hierba no es para uso a largo plazo debido a la acumulación de toxinas en Dolores de cabeza, excitabilidad e insomnio. Uso para ya no 2 semanas antes de una pausa.

2) No utilice esta hierba con pastillas para dormir como esta hierba aumenta la potencia.

3) Excesivo uso de esta hierba puede causar parálisis, problemas de corazón y posiblemente crear una dependencia leve.

Yerba bueno (Verbena officinalis)

Contraindicación

1) No utilizar esta hierba durante el embarazo.

Nogal (Juglans nigra/Juglans regia))

Contraindicación

1) Evitar prolongada del uso de esta hierba debido a su componente de juglone que se sabe son mutagénicas. (Investigación con animales).

2) Evitar prolongada del uso de esta hierba debido a sus componentes astringentes. 3) No utilizar esta hierba durante el embarazo o Lactancia.

Salvaje lechuga/Lactuca (Lactuca Virosa/Lactuca serriola)

Contraindicación

1) No utilizar esta hierba durante el embarazo debido a su acción estimulante Uterina.

Dioscorea (Dioscorea villosa)

Contraindicación

1) Uso a a largo plazo de esta hierba puede conducir a una libido reducida debido a las saponinas esteroides, sin embargo corto plazo del uso o uso intermitente aumenta libido. Esta información está en desacuerdo con la investigación más reciente que sostiene que las saponinas sterodial, principalmente diosgenina no se puede convertir en progesterona en el cuerpo, y que su efecto hormonal sólo es a inyección y entonces sólo ligeramente.

2) Evitar el uso de esta hierba donde hay deterioro renal.

3) Grandes dosis de Tintura de esta hierba pueden causar emesis.

Sauce Blanco (Salix alba/Salix purpurea/Salix fragilis)

Contraindicación

1) Evitar el uso de esta hierba donde hay sensibilidad al ácido salicílico.

2) Excesivas dosis de esta hierba pueden provocar irritaciones de Estómago, vómitos y diarrea.

3) Uso a a largo plazo de esta hierba puede causar estreñimiento.

4) No combinar esta hierba con ticlopidina como existe cierta preocupación de que, debido al contenido de ácido salicílico, puede aumentar el riesgo de sangrado. Aunque se ha informado de ningún informe de reacciones, existe un riesgo teórico y debe observarse precaución.

Encino (Quercus alba)

Contraindicación

1) Uso de esta hierba puede causar daños a la piel debido a la absorción de taninos.

2) Esta hierba puede reducir la absorción de algunos medicamentos como la atropina, cocleine, epherine, pseudoepherine y teofilina, debido a la precipitación de los taninos.

3) Esta hierba precipita sales de hierro.

4) No combinar esta hierba con atropina, codeína, efedrina o psuedoephedrine, teofilina y aminofilina debido a que puede interferir con la absorción de tanino.

Ajenjo (Artemisia absinthium)

Contraindicación

1) No utilizar esta hierba durante el embarazo debido a los efectos Emenagogo y arbortifacient. También la acción estimulante Uterina de la tuyona.

2) No utilizar esta hierba donde hay Estómago o úlceras Intestinales, debido a la estimulación del tracto GastroIntestinal y posible Irritación del Estómago.

3) Evitar prolongada del uso de esta hierba, no más de 4 semanas debido a los efectos Tóxico de tujona.

4) No utilice esta hierba en casos de hemorroides, gastroenteritis, Lactancia materna o congestión de cabeza.

Millenrama (Achillea millefolium)

Contraindicación

1) No utilizar esta hierba durante el embarazo, debido a sus efectos Emenagogo y arbortifacient.

2) Esta hierba puede causar una reacción alérgica, debido al contenido de sesquiterpene de la hierba.

Lengua de vaca (Rumex crispus)

Contraindicación

1) No utilice esta hierba donde hay Inflamación renal o antecedentes de enfermedad renal, debido a los efectos Irritante de oxalatos de esta hierba.

2) No utilizar esta hierba donde hay Irritación GastroIntestinal, debido a los efectos Irritante laxantes y mucosas de sus componentes.

Section THREE
How to make Herbal Remedies

Making Herbal Remedies

Syrup

Raw sugar or Honey may be combined to Infusion or Decoction to make Syrup. Make a standard Infusion or Decoction of herb(s). Add equal amount of sugar or Honey to liquid. Make a 500ml Infusion strain and add 500g of warm Honey or Raw sugar and stir over low flame, simmer till Syrup consistency, pour into a sterile bottle and cork. Syrup can ferment and a screw-top bottle can explode. Good for up to 3 months.

Infusion/Tea

This is a simple and easy way to take herbals.
Just boil water, place herbs in Jar or Tea pot pour boiled water over herbs cover and let Tea infuse for 10 minutes. Strain the Infusion/Tea with a Tea strainer. Sweeten Tea with Honey, Raw sugar, Stevia or Licorice root. Place the rest of the Tea aside for later.
Make a fresh pot every day, drink warm or hot. You may also wish to make your own Tea bags. Simply cut a 4 inch piece of muslin or use a coffee filter and place 1-2 Teaspoons of the herb in center and using twine tie into a small bundle. Pour freshly boiled water over bundle, cover and let steep for ten to 15 minutes and remove Tea bag and enjoy.

Decoction

This is one of the best ways to take herbals that are tough plant material, like roots, berries and bark.
Using porcelain, enamel or glass saucepan, place the herbs in the saucepan and pour 750 ml of cold water over the herbs. Bring the water and herbs to a boil and reduce heat to a simmer. Let simmer for 20 to 40 minutes, until the volume has reduced by about 1/3 or ½. Remove from the heat and strain through strainer into a jug or jar. Once again pour 750 ml cold water over the herbs in saucepan and once again boil, then simmer and strain combine both Decoctions. Drink ½ to 1 cup per serving 3-4 times daily. Keep the remainder in refrigerator.
If a Decoction will be combined with an Infusion, make the Decoction and pour over the herbs that are to be infused and let infuse for 10-15 minutes. Strain and drink one Tea cup dose 3-4 times a day. Sweeten with Honey, Stevia, Raw sugar or Licorice root.

Macerations

There are some herbs that are best Macerated rather than infused or decocted. Like Vervain, place 25g of the herb in a sterile jar and cover with 500 ml of cold water leave over night or up to three days. Strain and store the rest in a cool place.

Tincture

Tincture are made by steeping the herb in a mixture of alcohol and water. All Tincture should be made individually. Combine 1 liter 75 proof vodka with 500 ml of water. Place herb in a large clean jar cover with the water alcohol mixture. Seal the jar and store in a cool place for 2 weeks shaking it every two days.

In another clean large jar line with a muslin bag and strain the liquid and herb into it. Pick up the bag and twist until all the liquid comes out. The herb can be discarded or added to compost. Cap Jar and keep in a cool place. If administering a Tincture to a child, elderly or recovering alcoholic it must be diluted. Place 5 ml in cup and pour boiling water to the Tincture and allow to cool. The heat from the boiled water will evaporate most of the alcohol.

Tonic wine

You will need a vinegar vat and red or white wine. Place Herbs in vat filling 1/4 full and pour the wine over the herbs. Leave for two weeks; take a daily dose from the tap. Always make sure the herbs are covered with wine. Wine can be added to make sure the herbs are always covered. If herbs show signs of mold throw away and start over. The herbs will have to be changed out every 3-4 months.

Capsules

Herbs can be taken in powder form, sprinkled on food stirred in warm water, Tea, Infusion, or made into Capsules.

Pour the powdered herb into a shallow plate or flat dish. Separate the 2 halves of a Capsules case and slide them together through the powder, scooping it into the Capsules. Fit the 2 halves together. Store Capsules in dark, airtight containers.

Pills

Pills are taken when Capsules cannot be found, available or less amount of the dosage is used.

There are several ways to make Pills. Make sure the herb or herbs are powdered, (They may be purchased already powdered.) Place herb in a bowl and add a Teaspoon or two of cold water to make a very thick dough, roll into pea size Pills. Let dry and take one or two with warm water. Mind you they may crumble after a while. You may also add arrowroot powder to the water first and then add to the herb, arrowroot acts as the binding agent.

Another way is in a bowl add the herb and enough Honey to form a dough like consistency and form into pea size Pills and let dry and take one or two with warm water.

There are other ways to make a Pills but I find these are the easiest.

Compress

A compress is a cloth soaked in a hot or cold herbal extract, Tea, Infusion or Decoction and applied to painful joints, muscles rashes and Irritation.

Buy an extract or make an Infusion or Decoction pour in a medium bowl soak cloth in solution squeeze out the excess liquid and hold the pad against the affected area. When it cools off or feel slightly damp, repeat the process.

Poultices

Poultices are generally made using chopped fresh herbs that are boiled.

Boil the chopped fresh herb, let cool slightly and squeeze out any excess liquid, Put some oil on to the affected area and then spread the herb onto the affected area. Apply gauze or cotton cloth over the herbs to hold in place. Repeat process every 2-3 hours.

Peccaries and Suppositories

Pessaries are waxy pellets containing medication or herbs. They are inserted in the vagina and melt at body temperature, delivering the remedy to the site of infection or Irritation.

Suppositories are similar but intended for anal insertion.

It is messy and difficult to make these it is best to buy them already made.

Hot Infused oil

Infused oil will last for one or two years if kept in a dark cool place and stored in sterile dark jars.

Using fresh herbs the oil will last only one year, as it begins to degrade from the water in the herb, if using dried herbs the oil can last over a year.

In a saucepan full 1/4 to ½ full with water, place a heat resistant glass bowl over the pot. Pour 500 ml of olive oil or Sesame seed oil in the bowl. Place on stove and bring water to a boil and reduce to a simmer. Add 250g of dried herb, or 500g of fresh herb to the oil. Stir and let heat for two hours. Remove from the heat and let cool enough to handle bowl. Using a muslin bag pour the heated oil into the bag and strain into a clean bowl. Pour into a sterile jar and store in a cool dry place.

Cold Infused oil

This method of making infused oil is suitable for flowers like St. John's Wort. In a clean sterile jar fill with the desired herb to the top. pour enough olive oil or sesame seed oil to the top of the jar covering the herb completely. Put cap on and place in a sunny window seal for 2-3 weeks shaking every three days. In a clean jar place a muslin bag over the rim and secure with a rubber band and pour the herb and oil into the muslin covered jar. Squeeze the oil through the bag.
Repeat process using fresh or dried herbs using the infused oil. Once again let sit in window sill shaking every three days and strain. Store oil in a cool dry place. No need to discard the herbs you used either, simple recycle by using them in a Footbath. Simply place ½ cup of the herbs in a large bucket and pour hot water over them and soak feet. Then discard or add to compost heap.

Massaged Oils

Massaged Oils are made from essential oils that are purchased or Infused oil. If using Infused oil, simple add the different Infused oil together into a clean jar and shake vigorously before each use. The carrier oil is not needed if this method is done.
If using essential oils, place 25 ml of the carrier oil like olive oil, or sesame seed oil or sweet almond oil in a jar. Add 5 ml of essential oil shake vigorously before each use. Store in a cool dark dry area.

Ointment

Ointment contains oils and no water. Unlike creams they do not blend with the skin but create a layer over it.
In a glass bowl placed over a pot of water, pour 100 ml olive oil and 60g herbs, or 500g petroleum jelly and 60g of dried herbs into the glass bowl. Simmer oil for 2 hour or until the herb is crisp, if using Infused oil heat 100 ml Infused oil till oil is hot add 50 ml of herb Tincture. Add 25g of beeswax to oil herb mixture and let wax melt. Strain and pour into small flat jars with lids.
A easier way is to place 500g Petroleum jelly into the glass bowl and let melt over a low flame add 1 ounce of Infused oil and mix well. Do not add more than one ounce of oil or it will not set. Another way is instead of using Infused oil add 60g of dried herbs to the petroleum jelly and let simmer for 2 hours, strain and pour into flat jars with lids.

Creams

A cream is a mixture of oil and water, which mixes into the skin.
In a glass bowl over a water fill saucepan, place 150g of emulsifying ointment, bring water to a boil. Add 70 ml of glycerol, 80 ml of water and 30g dried herb. Mix well simmers for 2-3 hours. Strain into a bowl working quickly so the mixture does not set. When the cream has set, use a small palette knife to fill

storage jars. Put cream on the sides of the jars and fill the middle to avoid air bubbles.

Creams can be made using hot or cold infused oil. Melt 25g beeswax with 25g anhydrous lanolin; add 100 ml infused oil and 50 ml of herbal Tincture. Mix well, let cool and place in jars with lids.

Lotions and Emulsions

A lotion is a water-based mixture, applied to the skin as a cooling or soothing remedy to relieve Irritation or Inflammation.

Use several Tincture, herbal Infusion, Decoction, or Herbal oils to make a lotion or emulsion.

Pour 40 ml of your herbal Infusion, 40 ml of herbal oil and add 20 ml of a Tincture into a dark sterile bottle using a funnel. Shake the bottle well before each use. Store in a dark and cool area, for up to three months.

To make a liniment you may use different oils and bottle or infuse herbs in rubbing alcohol for two weeks in a window sill shaking every few days. Strain and bottle in a clean container, making sure to label contents correctly. Shake before each use.

Steam Inhalations

Conditions such as Sinusitis or asthma can be relieved with Steam Inhalations, which clear the respiratory system of excess mucus.

Boil water in a kettle and half fill a basin with steaming water. Add 500ml of standard Infusion or 5-10 drops of essential oil, or a mixture of oils. Drape a towel over the head and shoulders to contain the steam, then inhale Tea daily for 10 minutes. Breathe normally, rather than too deeply.

Baths and washes

Essential oils can be added to bathwater for a relaxing soak to ease aching limbs, clear stuffy noses and relieve many other minor ailments. Use 2-5 drops of undiluted essential oil.

Footbath

Footbaths are ideal for relieving aching painful feet, to help ease sprains and helps stimulates the circulation. You can use the herbs you used for making Infused oil, hot or cold here or use dried or fresh herbs. Place a large handful of herbs in a tub, basin or large bucket, pour hot water over the herbs. Soak feet for 20 min. Then in another basin have very cold iced water and plunge your feet into it for one minute. Repeat these steps one more time.

Eye washes

Eye washes are very simple to use and make and is very soothing for a range of
eye complaints.
In a enamel or glass saucepan bring 600 ml of water to a boil add 15g of your
chosen herb and let simmer for 10 to 15 minutes. Strain making sure to use a
very fine sieve or coffee filter. Making sure that no particles of the herb are
left, or it will cause Irritation to the eye. Allow mixture to cool completely.
Using an eyecup, fill 1/3 full and wash eye as you blink several times. You can
also use an eyedropper. Be sure to wash both eyes several times sterilizing the
eyecup between bathing each eye. (Caution if the mixture stings dilute further.)

Gargles and Mouthwashes

Gargles and Mouthwashes can be made either from Standard Infusion,
Decoction or diluted Tincture.
If using an Infusion or Decoction strain well and allow mixture to cool and use
wineglass doses. If using a Tincture, dilute 5 ml of Tincture in a wineglass with
6 oz of water. Mix well. Herbs will continue to work as they are digested, so
Gargles and Mouthwashes may be swallowed as Standard Infusion, Decoction
and Tincture would be.

Los Remedios Herbarios haciendo

Los Jarabes

Azúcar crudo o Miel quizá combinaron a Infusión o Decocción para hacer un jarabe.
Haga una Infusión normal o Decocción de herb(s). Agregue cantidad igual de azúcar o Miel al líquido. Haga una 500ml Tensión de Infusión y agregue 500g de miel calurosa o el azúcar crudo y revuelva encima de la llama baja, haga cocer a fuego lento hasta la consistencia de jarabe, entre a raudales en una botella estéril y corcho. Los Jarabes pueden fermentar y una botella del tornillo-cima puede explotar. Bueno para a a 3 meses.

Las Infusión /El Té

Ésta es una manera simple y fácil de tomar el herbals.
Simplemente hierva las hierbas de lugar de agua en el Frasco, o la lluvia de olla de té hirvió el agua encima de la tapa de las hierbas y el té permitió infunda durante 10 minutos. Fatigue el Infusion/Tea con una coladera de té. Endulce el té con la miel, azúcar crudo, Stevia o Raíz del Regaliz. Ponga al lado después el resto del té para.
Haga una olla fresca todos los días, bebida caluroso o caliente. Usted también puede desear hacer sus propias bolsas de té. Simplemente corte un 4 pulgada pedazo de muselina o use un filtro de café y ponga 1-2 cucharillas de la hierba en el centro y usando el lazo del bramante en un bulto pequeño. Vierta el agua Frescamente hervida encima del bulto, tapa y permitió empape durante diez a 15 minutos y quite el té empaquete y disfrute.

Las Decocciones

Éste es uno de las maneras más buenas de tomar herbals que es el material de la planta duro, como las raíces, bayas y ladrido. Usando una porcelana, esmalte o cacerola de vidrio, ponga las hierbas en la cacerola y vierta 750 ml de agua fría encima de las hierbas. Traiga el agua e hierbas a un hervor y reduzca el calor a un haga cocer a fuego lento. Permita que hace cocer a fuego lento durante 20 a 40 minutos, hasta que el volumen haya reducido por aproximadamente 1/3 o ½. Quite del calor y fatigue a través de la coladera en un jarro o frasco. Una vez más vierta el agua fría a 750 ml encima de las hierbas en la cacerola y una vez más hierva, entonces haga cocer a fuego lento y fatigue la confabulación ambas decocciones. Beba ½ a 1 taza por servir 3-4 veces diariamente. Guarde el resto en el refrigerador.
Si una Decocción será mezclada con una Infusión. Haga la Decocción y vierta encima de las hierbas que serán infundidas y se permitirán infunda durante 10-15 minutos. La Tensión y bebe una dosis de taza de té 3-4 veces por día. Endulce con la miel, Stevia, azúcar crudo o Raíz del Regaliz.

Las Maceraciones

Hay algunas hierbas que se Maceran el mejor en lugar de infundió o decocted.
Guste el Vervain, ponga 25g de la hierba en un frasco Estéril y cubra con 500
ml de licencia de agua fría durante noche o a a tres días. La Tensión y guarda el
resto en un lugar fresco.

Las Tinturas

Las Tinturas son hecho empapando la hierba en una mezcla de alcohol y agua.
Todas Las Tinturas deben hacerse individualmente. Combine 1 litro de 75
vodka de la prueba con 500 ml de agua. Ponga la hierba en una tapa del frasco
limpia grande con la mezcla de alcohol de agua. Selle el frasco y guarde en un
lugar fresco durante 2 semanas que lo agitan cada dos días.
En otra línea del frasco grande limpia con una bolsa de muselina y fatiga el
líquido e hierba en él. Recoja la bolsa y tuerza hasta todo el líquido sale. La
hierba puede desecharse o puede agregarse al abono. El Frasco de la gorra y
mantiene en su lugar un fresco. Para diluir una Tintura para un niño, mayor o
recuperando al alcohólico. Ponga 5 ml en la taza y lluvia el agua hirviente a la
Tintura y permite refrescar. El calor del agua hervido evaporará la mayoría del
alcohol.

Los vinos tónicos

Usted necesitará una tina de vinagre y el vino rojo o blanco.
Ponga las Hierbas en tina que llena 1/4 lleno y vierta el vino encima de las
hierbas. Deje durante dos semanas, entonces tome una dosis diaria de la
palmadita. Siempre asegúrese que las hierbas se cubren con el vino. Puede
agregarse el vino para asegurarse que las hierbas siempre se cubren. Si las
hierbas muestran señales de tiro del molde lejos y vuelven a empezar. Las
hierbas tendrán que ser cambiadas fuera en la vida 3-4 meses.

Las Cápsulas

Pueden tomarse las hierbas en la forma de polvo, rociada en comida revuelta en
el agua calurosa, té, la Infusión, o hecho en una cápsula.
Entre a raudales la hierba empolvada en un plato poco profundo o el plato llano.
Separe las 2 mitades de una cápsula embalan y los resbala juntos a través del
polvo, mientras ahuecándolo en la cápsula. Encaje las 2 mitades juntos. Guarde
Las Cápsulass en la oscuridad, los recipientes herméticos.

Las Píldoras

Se toman las Píldoras cuando no pueden encontrarse Las Cápsulass, disponible
o menos cantidad de la dosificación se usa.

Hay varias maneras de hacer una píldora. Asegúrese la hierba o se empolvan las hierbas, (Ellos ya pueden comprarse empolvado.) Ponga la hierba en un cuenco y agregue una cucharilla o dos de agua fría para hacer una masa muy espesa, ruede en las Píldoras de tamaño de guisante. Permita seco y tome uno o dos con el agua calurosa. Moléstelo que ellos pueden desmenuzar después de un rato. Usted también puede agregar primero y entonces el polvo del arrurruz al agua agregue a la hierba, el arrurruz actúa como el agente obligatorio.

Otra manera está en un cuenco agregue la hierba y bastante miel para formar una masa como la consistencia y formar en las Píldoras de tamaño de guisante y permitió seco y toma uno o dos con el agua calurosa.

Hay otras maneras de hacer una píldora pero yo encuentro éstos son los más fáciles.

Las Compresas

Una compresa es una tela empapada en un extracto herbario caliente o frío, té, Infusión o Decocción y aplicado a las junturas Dolorosas, salpullidos de los músculos e irritaciones.

Compre un extracto o haga una Infusión o lluvia de Decocción en una tela de remojo de cuenco elemento en el apretón de la solución fuera el líquido del exceso y encapuche la almohadilla contra el área afectado. Cuando refresca fuera de o se siente ligeramente húmedo, repita el proceso.

Los Cataplasmas

Los Cataplasmas son hierbas frescas cortadas usando generalmente hecho que son hervido.

Hierva la hierba fresca cortada, permita el fresco ligeramente y apriete fuera cualquier líquido del exceso, Póngase un poco de aceite al área afectado y entonces extienda la hierba hacia el área afectado. Aplique gasa o tela de algodón encima de las hierbas contener el lugar. Repita el proceso cada 2-3 horas.

Pessaries y los Supositorios

Pessaries son pelotillas cerosas que contienen medicación o hierbas. Ellos se insertan en la vagina y funde a la temperatura del cuerpo, mientras entregando el remedio al sitio de infección o Irritación.

Los supositorios son similares pero intencionales para la inserción anal.

Está desarreglado y difícil hacer éstos es mejor ya comprarlos hizo.

Los Aceites infundidos calientes

Los aceites infundidos durarán durante un o dos años si mantuvo en su lugar un fresco oscuro y guardó en los frascos oscuros estériles.

Las hierbas frescas usando el aceite durará sólo un año, como él empieza a degradar del agua en la hierba, si usando las hierbas secas el aceite pueden durar a a un año.

En una cacerola lleno 1/4 a ½ abatanan con el agua, ponga un calor el cuenco de vidrio resistente encima de la olla. Vierta que 500 ml de aceite verde oliva o Sesame sembran el aceite en el cuenco. Ponga en la estufa y traiga el agua a un hervor y reduzca a un haga cocer a fuego lento. Agregue 250g de hierba seca, o 500g de hierba fresca al aceite. El movimiento y permitió el calor durante dos horas. Quite del calor y permita el fresco bastante para ocuparse de cuenco. Usando una lluvia de bolsa de muselina el aceite acalorado en la bolsa y fatiga en un cuenco limpio. Entre a raudales en un frasco estéril y guarde en un lugar seco fresco.

Los Aceites Infundidos fríos

Este método de hacer el aceite infuso es conveniente para las flores como el st. El Wort de John. En una hartura del frasco estéril limpia con la hierba deseada a la cima. vierta bastante aceite verde oliva o aceite de la pepita completamente a la cima del techado del frasco la hierba. Póngase la gorra y ponga en una foca de la ventana soleada durante 2-3 semanas que agitan cada tres días. En un lugar del frasco limpio una bolsa de muselina encima del margen y afianza con una venda de caucho y vierte la hierba y engrasa en la muselina cubrió el frasco. Apriete el comedero de aceite la bolsa. Repita proceso que usa hierbas frescas o secas que usan el aceite infuso. Una vez más permita siéntese en umbral de la ventana que agita cada tres días y Tensión. El aceite de la tienda en un lugar seco fresco. Ninguna necesidad de desechar las hierbas usted usó cualquiera, simple recicle usándolos en un pie bañe. Simplemente el lugar la taza de ½ de las hierbas en un cubo grande y lluvia el agua caliente encima de ellos y pies del remojo. Entonces desecho o agrega al montón del abono.

Los Aceites dados masaje

Los Aceites dados masaje son hecho de aceites esenciales que se compran o Infundieron los aceites.

Si usando los aceites infundidos, simple sume los aceites infusos diferentes en un frasco limpio y agite vigorosamente antes de cada uso. El aceite del portador no se necesita si este método se hace.

Si usando los aceites esenciales, ponga 25 ml del portador engrasan como el aceite de la aceituna, o aceite de la pepita o aceite de la almendra dulce en un frasco. Agregue 5 ml de temblor de aceite esencial vigorosamente antes de cada uso. Guarde en una oscuridad fresca el área seca.

Los Ungüentos

El Ungüento contiene aceites y ninguna agua. Las Cremas diferentes ellos no mezclan con la piel pero crean una capa encima de él.

En un cuenco de vidrio puesto encima de una olla de agua, vierta aceite verde oliva y 60g hierbas a 100 ml, o 500g jalea de petróleo y 60g de hierbas secas en el cuenco de vidrio. Haga cocer a fuego lento el aceite durante 2 hora o hasta que la hierba sea crespa, si usando el calor de aceites infundido 100 ml infundieran los aceites hasta que el aceite está caliente agregue 50 ml de Tintura de la hierba. Agregue 25g de cera de abejas para engrasar mezcla de la hierba y la fusión de cera permitió. La Tensión y entra a raudales en los frascos llanos pequeños con las tapas.

Una manera más fácil es poner 500g jalea de Petróleo en el cuenco de vidrio y la fusión permitió encima de una llama baja agregue 1 onza de aceites infundidos y mezcle bien. No agregue más de una onza de aceite o no ponga. Otra manera está en lugar de usar los aceites infusos agregue 60g de hierbas secas al petróleo conviértase en jalea y permita haga cocer a fuego lento para 2 horas, Tensión y lluvia en los frascos del piso con las tapas.

Las Cremas

Una crema es una mezcla de aceite y riega, eso mezcla en la piel.
En un cuenco de vidrio encima de una cacerola de hartura de agua, ponga 150g de emulsionar el Ungüento, traiga el agua a un hervor. Agregue 70 ml de glycerol, 80 ml de agua y 30g hierba seca. Mezcle bien haga cocer a fuego lento durante 2-3 horas. Fatigue en un funcionamiento del cuenco rápidamente para que la mezcla no pone. Cuando la crema ha puesto, use un cuchillo de la paleta pequeño para llenar los frascos del almacenamiento. Ponga la crema en los lados de los frascos y llene el medio para evitar las burbujas aéreas.
Pueden hacerse Las Cremas usando el aceite infundido caliente o frío. Funda 25g cera de abejas con 25g lanolina anhidra, agregue 100 ml infundieron el aceite y 50 ml de Tintura herbaria. Mezcle bien, permita el fresco y ponga en los frascos con las tapas.

Las lociones y las Emulsiones

Una loción es una mezcla agua-basado, aplicado a la piel como un refrescar o remedio consolador para relevar Irritación o Inflamación.
Use varias Tinturas, Infusión herbarias, decocciones, o los aceites Herbarios para hacer una loción o emulsión.
Vierta 40 ml de una Infusión herbaria, 40 ml de aceite herbario y agrega 20 ml de una Tintura en una botella estéril oscura que usa un embudo. Agite bien la botella antes de cada uso. Almacene en una área fresca oscura para a tres meses. Para hacer un linimento usted puede usar aceites diferentes y botella o puede infundir las hierbas Frotando el alcohol durante dos semanas en un umbral de la ventana que agita cada pocos días. La Tensión y embotella en recipiente del alcohol que se asegura para etiquetar los volúmenes correctamente. Agite antes de cada uso.

Las Inhalaciones de vapor

Las condiciones como la Sinusitis, o el asma puede relevarse con inhalaciones
de vapor que aclaran el sistema respiratorio de mucosidad del exceso.
Hierva el agua en una olla y media hartura una cubeta con el agua humeante.
Agregue 500ml de Infusión normal o 5-10 gotas de aceite esencial, o una
mezcla de aceites. Cubra con ropajes una toalla encima de la cabeza y hombros
contener el vapor, entonces inhale firmemente durante 10 minutos.
Normalmente respire, en lugar de demasiado profundamente.

Los baños y los lavados

Pueden agregarse los aceites esenciales al bathwater para un remojo relajándose
aliviar los miembros Doloridos, las narices mal ventiladas claras y releva
muchas otras dolencias menores. Use 2-5 gotas de puro aceite esencial.

Los baños de pies

Los baños de pies son ideales para relevar el Dolor los pies Dolorosos, para
ayudar los esguinces de facilidad y los auxilios estimulan la circulación. Use las
hierbas que usted usó por hacer los aceites infusos, caliente o frío aquí. Ponga
un manojo grande en la tina, cubeta o lluvia del cubo grande el agua muy
caliente encima de las hierbas. Los pies del remojo para 20 min. Entonces en
otra cubeta tenga el agua helada muy fría y zambúllase sus pies en él durante un
minuto. Repita estos pasos un más tiempo.

Los Lavados del ojo

Los Lavados del ojo son muy simples al uso y hechura y son muy aliviando
para un rango de quejas del ojo.
En un esmalte o la cacerola de vidrio trae 600 ml de agua a un hervor agregue
15g de su hierba escogida y permita haga cocer a fuego lento durante 10 a 15
minutos. Tensión que se asegura para usar un cedazo muy fino o filtro de café.
Asegurándose que ninguna partícula de la hierba queda, o causará la Irritación
al ojo. Permita la mezcla para refrescar completamente. Usando un eyecup,
llene 1/3 lleno y lave el ojo como usted pestañee varios tiempos. Usted también
puede usar un eyedropper. Esté seguro lavar ambos mira algunos cronometran
esterilizando el eyecup entre bañar cada ojo. (El cuatela si las picaduras de la
mezcla diluyen más allá.)

Los gargarismos y los Enjuagues

O pueden hacerse gargarismos y enjuagues de Las Infusión normales,
decocciones o diluyó Las Tinturas.
Si usando bien una Infusión o Tensión de Decocción y permite a la mezcla
refrescar y usar las dosis del wineglass. Si usando una Tintura, diluya 5 ml de

Tintura en un wineglass con 6 onz. de agua. Mezcle bien. Las hierbas continuarán trabajando como ellos se digiere, para que pueden tragarse gargarismos y enjuagues como Las Infusión normales, Las Decocciones y Tintura serían.

Section FOUR
Herbal Cross Reference

Botanical to English to Spanish Cross Reference

BOTANICAL NAME	ENGLISH	SPANISH
Achillea millefolium	Yarrow	Millenrama
Agramonia eupatoria	Agrimony	Agrimonia
Agramonia eupatoria	Cockleburr	Ciento en rama
Allium sativum	Garlic	Ajo
Altaea officinalis	Mallow	
Altaea officinalis	Althea	Malva
Altaea officinalis	Marshmallow	Malva
Anemone pulsatilla	Pulsatilla	Pulsatilla
Angelica atropurpea	Archangel	
Angelica atropurpurea	Angelica	Angelica
Angelica sinensis	Dong Quai	
Anthemis nobilis	Chamomile	Manzanilla
Arctium lappa	Burdock	Bardana
Arctostaphylos uva ursi	Uva ursi	Pinguica
Arnica montana	Arnica	Arnica
Arnica Montana	Leopardsbane	
Artemisia absinthium	Wormwood	Ajenjo
Artemisia vulgaris	Mugwort	Estafiate
Balsamodendron myrrh	Myrrh	Mirra
Barosma bletulina	Buchu	Buchu
Berberis aquifolia	Oregon Grape root	Agracejo (oregon)
Berberis aquifolia	Oregon Grape root	Agracejo (oregon)
Berberis vulgaris	Barberry	Berberis
Berberis vulgaris		Agracejo
Betonica officinalis	Wood Betony	Betonia
Borago officinalis	Borage	Borraja
Brauneria angustifolia	Echinacea	Echinacea
Calendula officinalis	Marigold	Mariola
Calendula officinalis	Calendula	Zempual
Capsicum anum	Cayenne	Chile

Caryophyllus aronaticus	Cloves	Clavo de olor
Cassia angustifolia	Senna	Hojasenn
Cassia angustifolia		Senn
Centaurea Benedicta	Holy thistle	Cardo santo
Cetraria islandica	Iceland moss	Musgo icelandico
Chrysanthemum parthenium	Fever few	Altamisa
Cimicifuga racemosa	Black cohosh	Hierba de la cinche
Cimicifuga racemosa		Cimifuga
Cinnamomum zeylanicum	Cinnamon	Canela
Cnicus Benedictus	Blessed Thistle	Cnicus
Cochlearia amoracia	Horse radish	Coclearia
Crataegus spp.	Hawthorn	Tejocote
Dioscorea villosa	Wild Yam	Dioscorea
Eleutherococcus senticosus	Siberian Ginseng	
Eucaliptus globulos	Eucaliptus	Eucalipto
Eupatorium purpureum	Gravel Root	Ulmaria
Feoniculum officinalis	Fennel	Hinojo
Filipendula almaria	Meadowsweet	
Focus Versiculosis	Kelp	Alga marina
Galium aparine	Cleavers	Galio
Gerianium carolinianum	Cranesbill	Alquimilia
Glycyrrhiza galabra	Licorice	Orozus
Harpagophytum procumbens	Devil's Claw	
Humulos lupulos	Hops	Flor de lupulo
Hydrangea aborescens	Hydrangea	Hortensia
Hydrocotyle asiatica	Gotu Kola	Gotu Kola
Hypericon perforatum	St. Johns wort	Hierba de San Juan
Hyssopus officinalis	Hyssop	Hisopo
Iris spp.	Iris	
Iris versicolor	Iris	
Juglans nigra	Black walnut	Nogal

Juniperus communis	Juniper Berries	Enebro
Lavandula vera	Lavander	Lavanda
Leonurus cardiaca	Motherwort	Cardiaca
Linum usitatissimum	Flax	Lino Semilla
Lobelia inflata	Lobelia	Lobelia
Marrubium vulgare	Horehound	Manrubio
Melissa officinalis	Lemon Balm	Torongil
Mentha peperita	Peppermint	Menta
Mitchella repens	Squaw vine	
Nephrodium filix-mas	Male fern	Helcho macho
Passiflora spp	Passion flower	Pasionaria
Passiflora spp		Maracuya
Passiflora spp		Pasiflora
Passiflora spp		Calsoncillo
Passiflora spp		Grandilla
Passiflora spp		Taxo
Passiflora spp		Granadilla china
Petroselinum sativum	Parsley	Perejil
Phytolacca decandra	Poke root	Phytolaca
Piper methysticum	Kava-kava	Kava-kava
Plantago major	Plantain	Llanten
Plantago psyllum	Psyllium	Zaragatona
Prunus virginiana	Wild cherry	Cereza
Pulsatilla vulgaris	Pasque flower	Pulsatilla
Quercus alba	Oak	Encino
Quercus alba	White oak	Encima
Quercus alba		Roble
Radix rehmanniae	Rehmannia	
Rehmannia glutinosa	Rehmannia	
Rhamnus purschiana	Cascara sagrada	Cascara sagrada
Rosemarinus officinalis	Rosemary	Romero
Rumex crispus	Yellow Dock	Lengua de vaca
Ruta graveveolens	Rue	Ruda
Salix alba	White willow	Sauce Blanco

Salvia officinalis	Sage	Salvia
Sambucus nigra	Elder berry	Sauce Blanco
Schisandra arisansis	Schisandra	
Schisandra Chinensis	Schisandra	
Schisandra rubriflora	Schisandra	
Schisandra sphenanthera		
Sculletaria lateriflora	Scullcap	Esculetaria
Serenoa serrulata	Saw Palmetto	Palmito enano
Silybum marianum	Milk thistle	
Smilax officinalis	Zarzaparilla	Zarzaparilla
Smilax officinalis	Sarsaparilla	
Stellaria media	Chickweed	Pamplina
Symphytum officinalis	Comfrey	Consuelo Mayor
Taraxicum dens-leonis	Dandelion	Diente de León
Thujopsis spp.	Thuja	Thuja
Thymus vulgaris	Thyme	Tomillo
Trifolium pratens	Red Clover	Trebol morado
Trigonela foenum graecum	Fenugreek	Fenogreko
Turnera afrodisiaca	Damiana	Damiana
Tussilago farfara	Colts foot	Tunilago
Ulmus fulva	Slippery Elm	Olmo rojo
Urtica dioica	Nettle	Ortiga
Valeriana officinalis	Valerian	Valeriana
Verbascum thapsus	Mullein	Verbasco
Verbena officinalis	Vervain	Verbena
Xanthoxylum spp.	Prickley ash	Palo mulato
Xanthoxylum spp.	Prickly Ash	
Zingiber officinalis	Ginger	Gengibre

Spanish to English To Botanical Cross Reference

SPANISH	ENGLISH	BOTANICAL NAME
	Mallow	Altaea officinalis
	Archangel	Angelica atropurpea
	Dong Quai	Angelica sinensis
	Leopardsbane	Arnica Montana
	Devil's Claw	Harpagophytum procumbens
	Iris	Iris spp.
	Iris	Iris versicolor
	Meadowsweet	Filipendula almaria
	Milk thistle	Silybum marianum
	Prickly Ash	Xanthoxylum spp.
	Rehmannia	Radix rehmanniae
	Rehmannia	Rehmannia glutinosa
	Sarsaparilla	Smilax officinalis
	Schisandra	Schisandra Chinensis
	Schisandra	Schisandra arisansis
	Schisandra	Schisandra rubriflora
		Schisandra sphenanthera
	Siberian Ginseng	Eleutherococcus senticosus
	Squaw vine	Mitchella repens
Agracejo		Berberis vulgaris
Agracejo (oregon)	Oregon Grape root	Berberis aquifolia
Agracejo (oregon)	Oregon Grape root	Berberis aquifolia
Agrimonia	Agrimony	Agramonia eupatoria
Ajenjo	Wormwood	Artemisia absinthium
Ajo	Garlic	Allium sativum
Alga marina	Kelp	Focus Versiculosis
Alquimilia	Cranesbill	Gerianium carolinianum
Altamisa	Fever few	Chrysanthemum

		parthenium
Angelica	Angelica	Angelica atropurpurea
Arnica	Arnica	Arnica montana
Bardana	Burdock	Arctium lappa
Berberis	Barberry	Berberis vulgaris
Betonia	Wood Betony	Betonica officinalis
Borraja	Borage	Borago officinalis
Buchu	Buchu	Barosma bletulina
Calsoncillo		Passiflora spp
Canela	Cinnamon	Cinnamomum zeylanicum
Cardiaca	Motherwort	Leonurus cardiaca
Cardo santo	Holy thistle	Centaurea Benedicta
Cascara sagrada	Cascara sagrada	Rhamnus purschiana
Cereza	Wild cherry	Prunus virginiana
Chile	Cayenne	Capsicum anum
Ciento en rama	Cockleburr	Agramonia eupatoria
Cimifuga		Cimicifuga racemosa
Clavo de olor	Cloves	Caryophyllus aronaticus
Cnicus	Blessed Thistle	Cnicus Benedictus
Coclearia	Horse radish	Cochlearia amoracia
Consuelo Mayor	Comfrey	Symphytum officinalis
Damiana	Damiana	Turnera afrodisiaca
Diente de León	Dandelion	Taraxicum dens-leonis
Dioscorea	Wild Yam	Dioscorea villosa
Echinacea	Echinacea	Brauneria angustifolia
Encima	White oak	Quercus alba
Encino	Oak	Quercus alba
Enebro	Juniper Berries	Juniperus communis
Esculetaria	Scullcap	Sculletaria lateriflora
Estafiate	Mugwort	Artemisia vulgaris
Eucalipto	Eucaliptus	Eucaliptus globulos
Fenogreko	Fenugreek	Trigonela foenum graecum

Flor de lupulo	Hops	Humulos lupulos
Galio	Cleavers	Galium aparine
Gengibre	Ginger	Zingiber officinalis
Gotu Kola	Gotu Kola	Hydrocotyle asiatica
Granadilla china		Passiflora spp
Grandilla		Passiflora spp
Helcho macho	Male fern	Nephrodium filix-mas
Hierba de la cinche	Black cohosh	Cimicifuga racemosa
Hierba de San Juan	St. Johns wort	Hypericon perforatum
Hinojo	Fennel	Feoniculum officinalis
Hisopo	Hyssop	Hyssopus officinalis
Hojasenn	Senna	Cassia angustifolia
Hortensia	Hydrangea	Hydrangea aborescens
Kava-kava	Kava-kava	Piper methysticum
Lavanda	Lavander	Lavandula vera
Lengua de vaca	Yellow Dock	Rumex crispus
Lino Semilla	Flax	Linum usitatissimum
Llanten	Plantain	Plantago major
Lobelia	Lobelia	Lobelia inflata
Malva	Althea	Altaea officinalis
Malva	Marshmallow	Altaea officinalis
Manrubio	Horehound	Marrubium vulgare
Manzanilla	Chamomile	Anthemis nobilis
Maracuya		Passiflora spp
Mariola	Marigold	Calendula officinalis
Menta	Peppermint	Mentha peperita
Millenrama	Yarrow	Achillea millefolium
Mirra	Myrrh	Balsamodendron myrrh
Musgo icelandico	Iceland moss	Cetraria islandica
Nogal	Black walnut	Juglans nigra
Olmo rojo	Slippery Elm	Ulmus fulva
Orozus	Licorice	Glycyrrhiza galabra
Ortiga	Nettle	Urtica dioica
Palmito enano	Saw Palmetto	Serenoa serrulata

Palo mulato	Prickley ash	Xanthoxylum spp.
Pamplina	Chickweed	Stellaria media
Pasiflora		Passiflora spp
Pasionaria	Passion flower	Passiflora spp
Perejil	Parsley	Petroselinum sativum
Phytolaca	Poke root	Phytolacca decandra
Pinguica	Uva ursi	Arctostaphylos uva ursi
Pulsatilla	Pulsatilla	Anemone pulsatilla
Pulsatilla	Pasque flower	Pulsatilla vulgaris
Roble		Quercus alba
Romero	Rosemary	Rosemarinus officinalis
Ruda	Rue	Ruta graveveolens
Salvia	Sage	Salvia officinalis
Sauce Blanco	White willow	Salix alba
Sauce Blanco	Elder berry	Sambucus nigra
Senn		Cassia angustifolia
Taxo		Passiflora spp
Tejocote	Hawthorn	Crataegus spp.
Thuja	Thuja	Thujopsis spp.
Tomillo	Thyme	Thymus vulgaris
Torongil	Lemon Balm	Melissa officinalis
Trebol morado	Red Clover	Trifolium pratens
Tunilago	Colts foot	Tussilago farfara
Ulmaria	Gravel Root	Eupatorium purpureum
Valeriana	Valerian	Valeriana officinalis
Verbasco	Mullein	Verbascum thapsus
Verbena	Vervain	Verbena officinalis
Zaragatona	Psyllium	Plantago psyllum
Zarzaparilla	Zarzaparilla	Smilax officinalis
Zempual	Calendula	Calendula officinalis

English to Spanish to Botanical Cross Reference

ENGLISH	SPANISH	BOTANICAL NAME
	Agracejo	Berberis vulgaris
	Senn	Cassia angustifolia
	Cimifuga	Cimicifuga racemosa
	Maracuya	Passiflora spp
	Pasiflora	Passiflora spp
	Calsoncillo	Passiflora spp
	Grandilla	Passiflora spp
	Taxo	Passiflora spp
	Granadilla china	Passiflora spp
	Roble	Quercus alba
		Schisandra sphenanthera
Agrimony	Agrimonia	Agramonia eupatoria
Althea	Malva	Altaea officinalis
Angelica	Angelica	Angelica atropurpurea
Archangel		Angelica atropurpea
Arnica	Arnica	Arnica montana
Barberry	Berberis	Berberis vulgaris
Black cohosh	Hierba de la cinche	Cimicifuga racemosa
Black walnut	Nogal	Juglans nigra
Blessed Thistle	Cnicus	Cnicus Benedictus
Borage	Borraja	Borago officinalis
Buchu	Buchu	Barosma bletulina
Burdock	Bardana	Arctium lappa
Calendula	Zempual	Calendula officinalis
Cascara sagrada	Cascara sagrada	Rhamnus purschiana
Cayenne	Chile	Capsicum anum
Chamomile	Manzanilla	Anthemis nobilis
Chickweed	Pamplina	Stellaria media

Cinnamon	Canela	Cinnamomum zeylanicum
Cleavers	Galio	Galium aparine
Cloves	Clavo de olor	Caryophyllus aronaticus
Cockleburr	Ciento en rama	Agramonia eupatoria
Colts foot	Tunilago	Tussilago farfara
Comfrey	Consuelo Mayor	Symphytum officinalis
Cranesbill	Alquimilia	Gerianium carolinianum
Damiana	Damiana	Turnera afrodisiaca
Dandelion	Diente de León	Taraxicum dens-leonis
Devil's Claw		Harpagophytum procumbens
Dong Quai		Angelica sinensis
Echinacea	Echinacea	Brauneria angustifolia
Elder berry	Sauce Blanco	Sambucus nigra
Eucaliptus	Eucalipto	Eucaliptus globulos
Fennel	Hinojo	Feoniculum officinalis
Fenugreek	Fenogreko	Trigonela foenum graecum
Fever few	Altamisa	Chrysanthemum parthenium
Flax	Lino Semilla	Linum usitatissimum
Garlic	Ajo	Allium sativum
Ginger	Gengibre	Zingiber officinalis
Gotu Kola	Gotu Kola	Hydrocotyle asiatica
Gravel Root	Ulmaria	Eupatorium purpureum
Hawthorn	Tejocote	Crataegus spp.
Holy thistle	Cardo santo	Centaurea Benedicta
Hops	Flor de lupulo	Humulos lupulos
Horehound	Manrubio	Marrubium vulgare

Horse radish	Coclearia	Cochlearia amoracia
Hydrangea	Hortensia	Hydrangea aborescens
Hyssop	Hisopo	Hyssopus officinalis
Iceland moss	Musgo icelandico	Cetraria islandica
Iris		Iris spp.
Iris		Iris versicolor
Juniper Berries	Enebro	Juniperus communis
Kava-kava	Kava-kava	Piper methysticum
Kelp	Alga marina	Focus Versiculosis
Lavander	Lavanda	Lavandula vera
Lemon Balm	Torongil	Melissa officinalis
Leopardsbane		Arnica Montana
Licorice	Orozus	Glycyrrhiza galabra
Lobelia	Lobelia	Lobelia inflata
Male fern	Helcho macho	Nephrodium filix-mas
Mallow		Altaea officinalis
Marigold	Mariola	Calendula officinalis
Marshmallow	Malva	Altaea officinalis
Meadowsweet		Filipendula almaria
Milk thistle		Silybum marianum
Motherwort	Cardiaca	Leonurus cardiaca
Mugwort	Estafiate	Artemisia vulgaris
Mullein	Verbasco	Verbascum thapsus
Myrrh	Mirra	Balsamodendron myrrh
Nettle	Ortiga	Urtica dioica
Oak	Encino	Quercus alba
Oregon Grape root	Agracejo (oregon)	Berberis aquifolia
Oregon Grape root	Agracejo (oregon)	Berberis aquifolia
Parsley	Perejil	Petroselinum sativum
Pasque flower	Pulsatilla	Pulsatilla vulgaris

Passion flower	Pasionaria	Passiflora spp
Peppermint	Menta	Mentha peperita
Plantain	Llanten	Plantago major
Poke root	Phytolaca	Phytolacca decandra
Prickley ash	Palo mulato	Xanthoxylum spp.
Prickly Ash		Xanthoxylum spp.
Psyllium	Zaragatona	Plantago psyllum
Pulsatilla	Pulsatilla	Anemone pulsatilla
Red Clover	Trebol morado	Trifolium pratens
Rehmannia		Radix rehmanniae
Rehmannia		Rehmannia glutinosa
Rosemary	Romero	Rosemarinus officinalis
Rue	Ruda	Ruta graveveolens
Sage	Salvia	Salvia officinalis
Sarsaparilla		Smilax officinalis
Saw Palmetto	Palmito enano	Serenoa serrulata
Schisandra		Schisandra arisansis
Schisandra		Schisandra Chinensis
Schisandra		Schisandra rubriflora
Scullcap	Esculetaria	Sculletaria lateriflora
Senna	Hojasenn	Cassia angustifolia
Siberian Ginseng		Eleutherococcus senticosus
Slippery Elm	Olmo rojo	Ulmus fulva
Squaw vine		Mitchella repens
St. Johns wort	Hierba de San Juan	Hypericon perforatum
Thuja	Thuja	Thujopsis spp.
Thyme	Tomillo	Thymus vulgaris
Uva ursi	Pinguica	Arctostaphylos uva ursi
Valerian	Valeriana	Valeriana officinalis
Vervain	Verbena	Verbena officinalis

White oak	Encima	Quercus alba
White willow	Sauce Blanco	Salix alba
Wild cherry	Cereza	Prunus virginiana
Wild Yam	Dioscorea	Dioscorea villosa
Wood Betony	Betonia	Betonica officinalis
Wormwood	Ajenjo	Artemisia absinthium
Yarrow	Millenrama	Achillea millefolium
Yellow Dock	Lengua de vaca	Rumex crispus
Zarzaparilla	Zarzaparilla	Smilax officinalis

INDEX

M

N

S

X

Xanthoxylum spp, 7, 86, 117
Xanthoxylum spp., 148, 149, 152, 156

Y

Yarrow, 7, 47, 51, 94, 145, 151, 157
Yellow Dock, 7, 40, 60, 94, 147, 151, 157
Yellow Dock root, 40
Yerba bueno, 7, 124
Yohimbe, 90, 122

Yucca, 38

Z

Zanthoxylum americanum, 7, 86, 117
Zaragatona, 7, 50, 118, 147, 152, 156
Zarzaparilla, 148, 152, 157
Zazalipatli. *See* Lovage
Zempual, 145, 152, 153
Zingiber officinalis, 76, 108, 148, 151, 154
Zumillo, 38

NOTES:

NOTES:

NOTES:

NOTES:

NOTES:

NOTES:

NOTES:

NOTES: